KATRIN KLEINESPER

Die Metabolic-Detox-Kur

Den Stoffwechsel gezielt anregen –
für mehr Energie im Alltag
Die 30-Tage-Challenge

humboldt

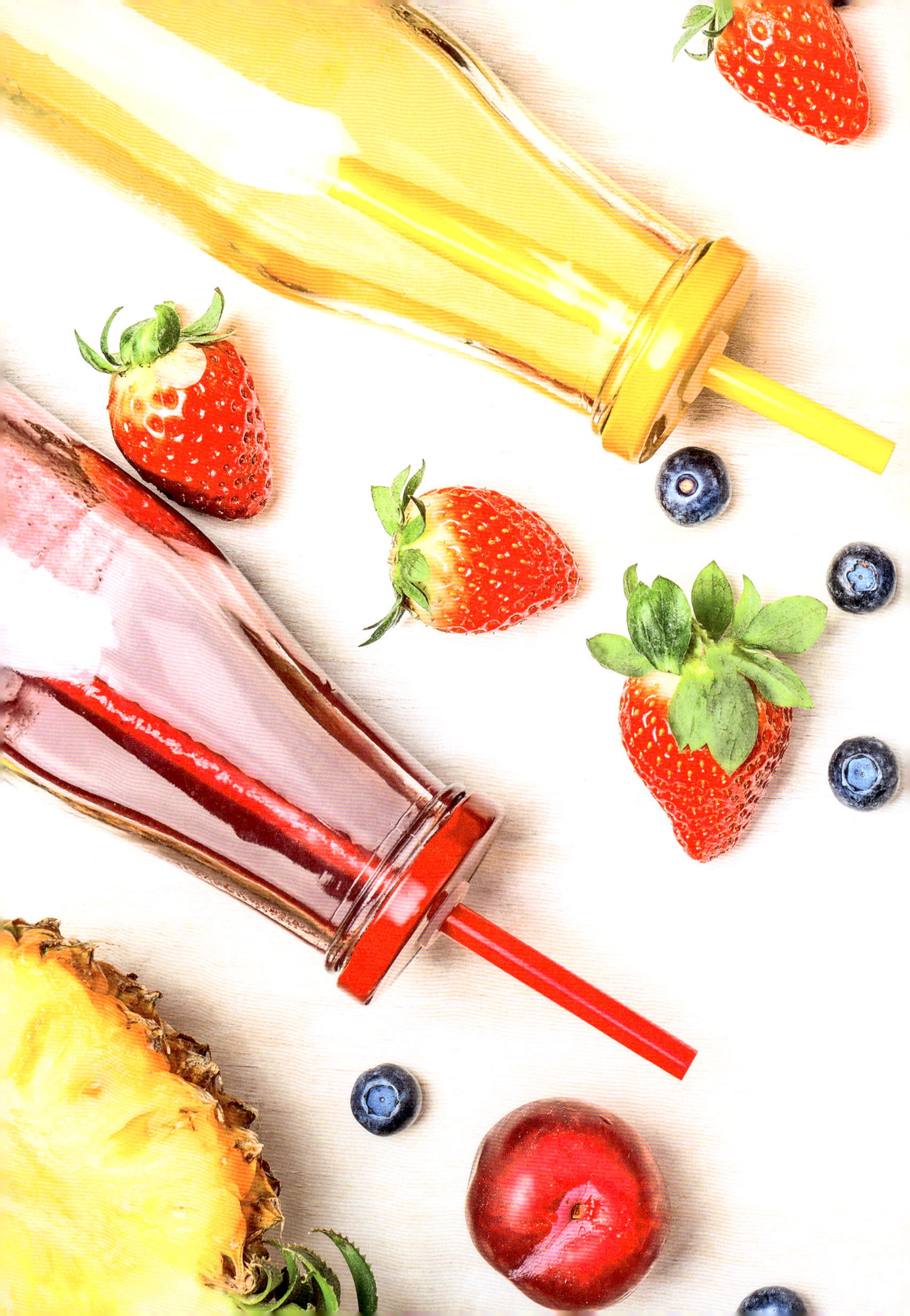

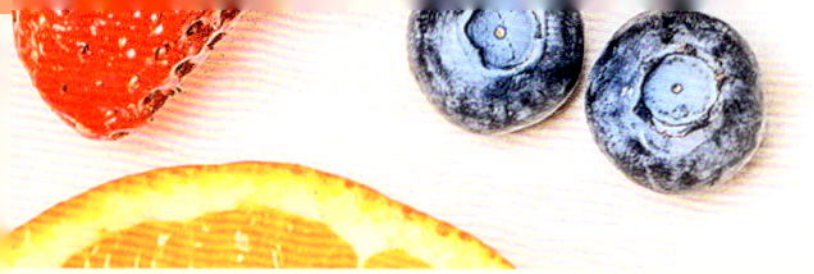

NEUSTART FÜR DEN STOFFWECHSEL

In diesem Kapitel erfahren Sie, was genau die Metabolic-Detox-Kur ist und was während der Detox- und Metabolic-Phase passiert. Sie lernen, wie Entgiftung funktioniert, was es mit unserem Säure-Basen-Haushalt auf sich hat und warum Wasser so wichtig für uns ist. Außerdem erkläre ich Ihnen, wie grundlegend die richtigen Lebensmittel und Bewegung beim Detoxen sind und warum Eiweiß und Nahrungsergänzungsmittel eine wichtige Rolle in unserer Ernährung spielen.

Die Metabolic-Detox-Kur – Reset für Ihr Wohlbefinden

Was bedeuten „Metabolic“ und „Detox“ überhaupt? Beide Begriffe kommen aus dem Englischen. *Metabolic* oder „metabolisch“ bedeutet ganz allgemein „den Stoffwechsel betreffend“, Detox leitet sich ab von *detoxification*, dem englischen Wort für Entgiftung.

Die Metabolic-Detox-Kur ist in erster Linie keine Diät. Am besten vergleichen Sie sie mit einer Reset-Taste: Ihr Körper wird von Schadstoffen gereinigt und schaltet danach auf Neustart um. Die Verdauung wird in Schwung gebracht, und Nährstoffe können besser aufgenommen werden. Der Körper bekommt alles, was er für seine Funktionen benötigt, Überflüssiges wird ausgeschieden. Die Metabolic-Detox-Kur wirkt sich positiv auf Ihr gesamtes Wohlbefinden aus: Ihr Immunsystem wird gestärkt, Sie haben insgesamt mehr Energie, Ihre Blutwerte verbessern sich und Ihr Stoffwechsel bekommt neuen Schwung – damit purzeln ganz automatisch ungeliebte Pfunde.

In den 30 Tagen, auf die die Metabolic-Detox-Kur angelegt ist, erfahren Sie viel über Ihren Körper, können neue Rezepte und Snacks ausprobieren und lernen ganz nebenbei, wie Sie Heißhungerfallen vermeiden. Das Ganze verläuft im Grunde wie eine versteckte Ernährungsumstellung. Damit schaffen Sie die Basis für ein komplett neues Ernährungsverhalten. Das muss nicht von heute auf morgen passieren, sondern Sie übernehmen Schritt für Schritt Rezepte, neue Routinen und Rhythmen in Ihren Alltag. Für Menschen, die wirklich etwas verändern wollen, kann die Metabolic-Detox-Kur den Grundstein für ein neues, gesünderes Essverhalten legen.

Der Fokus der Metabolic-Detox-Kur liegt auf einer ausgewogenen, abwechslungsreichen und nährstoffreichen Ernährung und nicht auf dem Kalorienzählen. Kalorienzählen macht keinen Spaß und entfernt Sie von einem bewussten und achtsamen Gefühl für Ihren Körper. Während der Metabolic-Detox-Kur spüren Sie mit der Zeit immer besser, was ihm guttut und was er benötigt, um so zu sein, wie Sie möchten: z. B. voller Energie und mit einem positiveren Körpergefühl!

Damit Sie nach den 30 Tagen Ihr neues Lebens- und Körpergefühl auch dauerhaft halten können, erfahren Sie in diesem Buch viel Interessantes über eine individuell ausgerichtete Ernährung, die für nachhaltiges Wohlbefinden sorgt. Das Motto ist: Alles ist erlaubt, nichts ist verboten. Das sorgt für Entspannung beim Ernährungsverhalten, denn allein die Menge entscheidet, ob ein Lebensmittel gesund oder ungesund im Körper wirkt. Ihr Ziel: hin zu einer ausgewogenen Ernährung und Bewegung – aber ohne Verzicht, denn das sorgt nur für Unmut und Heißhungerverlangen. Wenn Sie sich in kleinen Schritten an ein neues Ernährungsverhalten herantasten, fehlt es auch genussmäßig an nichts, und Sie haben keinen Grund, der täglichen Currywurst oder der allabendlichen Chipstüte oder Schokoladentafel hinterherzutrauern.

!

Wenn Sie wirklich etwas verändern wollen, kann die Metabolic-Detox-Kur den Grundstein für ein neues, gesünderes Essverhalten legen.

Test: Sind Sie ein Kandidat für die Metabolic-Detox-Kur?

Treffen folgende Beschwerden regelmäßig auf Sie zu?

- ☐ Magen- und Darmbeschwerden, Verdauungsprobleme, Pilze, Blähungen, Aufstoßen, Sodbrennen
- ☐ Müdigkeit, Schlafprobleme, Antriebslosigkeit, Konzentrationsschwierigkeiten
- ☐ Hautirritationen: trocken, rissig, schuppig, juckend, entzündlich
- ☐ Gewichtszunahme, schwere oder unmögliche Gewichtsreduktion
- ☐ häufige Kopfschmerzen, Migräne
- ☐ Muskelprobleme, Krämpfe, Verspannungen
- ☐ Mundgeruch, starker saurer Körpergeruch
- ☐ immer mehr Allergien und Unverträglichkeiten
- ☐ häufige Infekte, gelbe Augen

Wenn Sie mehr als drei Kreuze gemacht haben, ist das Thema Detoxen für Sie relevant. Sie sind hier genau richtig! Bei weniger als drei Kreuzen können Sie zufrieden sein, aber sorgen Sie mit der Metabolic-Detox-Kur dafür, dass es auch so bleibt.

10 Tage Detox-Phase – alles, was Sie wissen müssen

Mit dem Begriff Entschlackung bezeichnete man zunächst nur die Reinigung von Hochöfen oder Feuerkesseln von der sogenannten Schlacke, den Verbrennungsrückständen. Im Zusammenhang mit der menschlichen Gesundheit findet sich der Begriff in der westlichen Welt zum ersten Mal Ende des 19. Jahrhunderts, als die großen Industriestädte Abwassersysteme erhielten: Parallel dazu kam die Theorie auf, dass Darm und Nieren Giftstoffe enthalten, die aus dem Körper abgeführt werden müssen, weil sonst Krankheit entstehe. Anfang des 20. Jahrhunderts etablierten sich dann zahlreiche gesundheitlich motivierte und ärztlich begleitete Formen des Fastens. Auch in der über 3000 Jahre alten indischen Behandlungsmethode Ayurveda kennt man Entschlackungskuren. Relativ neu ist der Begriff Detox, der in den letzten Jahren immer mehr den Begriff „Entschlackung" ersetzt.

!

Auch in der über 3000 Jahre alten indischen Behandlungsmethode Ayurveda kennt man Entschlackungskuren.

„Detox" als Produktlabel

Da der Begriff Detox in den letzten Jahren geradezu inflationär verwendet und auch Schindluder mit ihm getrieben wurde, regelt mittlerweile die Health-Claims-Verordnung der EU, dass „Detox" als Produktlabel nicht verwendet werden darf, wenn es eine unlautere Gesundheitsaussage darstellt: Wenn beispielsweise der Begriff „Detox" suggeriert, das Produkt wirke entgiftend oder gar heilend, obwohl es vielleicht nur harntreibend ist, darf nicht „Detox" auf der Packung stehen. Somit sind Sie als Verbraucher besser gegen unwirksame Detox-Produkte geschützt.

Schauen wir uns als Erstes an, was Sie in der zehntägigen Detox-Phase erwartet. Im Vordergrund steht die Unterstützung der Selbstreinigung Ihres Körpers. Durch eine nährstoffarme, unregelmäßige Ernährung mit viel Zucker, Fast Food, Fertiggerichten, Kaffee, Alkohol sowie durch Rauchen, Bewegungsmangel und Stress gerät unser Stoffwechsel aus dem Gleichgewicht. Zusätzlich gelangen über Luft, Trinkwasser, Kleidung, Putzmittel, Möbel, Farben und Kosmetikprodukte Spuren von Umweltgiften und Schadstoffe in unseren Körper. Diese lagern sich in unserem Gewebe, meist im Fettgewebe ab. Zwar ist unser Körper grundsätzlich durch verschiedene Puffersysteme davor geschützt, wird er aber im Laufe des Lebens oder in bestimmten Lebensphasen zu stark belastet, kommt er aus dem Gleichgewicht und kann nicht mehr optimal selber entgiften.

Anzeichen für einen zu stark belasteten Körper sind:

- Hautirritationen
- Gewichtszunahme
- häufige Kopfschmerzen
- Müdigkeit und Antriebslosigkeit
- Konzentrationsschwierigkeiten
- Magen- und Darmbeschwerden

In der zehntägigen Detox-Phase wird nicht nur von innen heraus gereinigt, sondern auch die Zufuhr von außen wird „reingehalten“: zum einen durch die Vermeidung von Genussmitteln, tierischen Lebensmitteln, Getreide, Fertigprodukten und Zusatzstoffen, zum anderen durch die gezielte Aufnahme von Lebensmitteln, die den Körper reinigen.

Die Ausleitung von Schadstoffen

Über die Existenz von Schlacken, also überflüssigen, schädlichen Substanzen, die sich im Organismus anlagern, wird schon lange lebhaft und kontrovers diskutiert. Wissenschaftler dementieren, dass es so etwas wie Schlacken im Körper gibt: Überflüssige Stoffe oder gar Gifte würden direkt von den körpereigenen Entgiftungssystemen neutralisiert und über Leber und Nieren ausgeschieden. Dagegen steht die Meinung, dass sich im Laufe der Jahre so einiges in unserem Körper ansammelt, was ihm eher schadet als nutzt. Unser Lebensstil ist geprägt von Ernährungssünden, Stress, Bewegungsmangel und Übergewicht in Kombination mit Rückständen von Medikamenten, Pestiziden, Schwermetallen, Zusatzstoffen, Nikotin und Umweltgiften. Da ist es gut vorstellbar, dass unser Körper mit dem ein oder anderen Rückstand zu kämpfen hat.

Ein Großteil unserer Zivilisationskrankheiten wie Arteriosklerose entsteht schließlich durch genau das: Ablagerungen in Form von zu viel Fett, zu viel Zucker, zu viel Harnsäure. Ganz gleich, ob wir es nun Detox- oder Entschlackungskur nennen, es kann in keinem Fall schaden, unseren Entgiftungssystemen eine kleine Pause zu gönnen und sie in Ruhe aufräumen zu lassen. So sind sie hinterher wieder voll motiviert und nicht ständig in Zugzwang. Wer schon einmal eine Detox-Kur gemacht hat, wird bemerkt haben, dass sich dadurch so einiges im Körper bewegt. Viele haben durchaus auch schmerzhafte Prozesse durchgemacht wie Kopfschmerzen beim Entzug von Kaffee oder Verspannungen der Muskulatur. Nach der Detox-Phase verbessert sich das Hautbild sehr, die Geschmacksknospen können wieder ganz intensiv schmecken, das Gewicht purzelt, und der Stoffwechsel bekommt durch den Nährstoffschub einen mächtigen Boost.

Wer schon einmal eine Detox-Kur gemacht hat, wird bemerkt haben, dass sich dadurch so einiges im Körper bewegt.

Unser natürliches Reinigungssystem im perfekten Zusammenspiel
Die Leber ist unsere Entgiftungszentrale. Weitere Entgiftungsorgane sind Nieren, Lunge, Haut und Darm. Die Leber ist zuständig für den Abbau von Stoffwechsel- und Abfallprodukten. Bei einer erhöhten Schadstoffmenge benötigt sie fast den gesamten im Blut befindlichen Sauerstoff. Ab diesem Zeitpunkt ist die Fettverbrennung stark eingeschränkt, weswegen das Fett in der Leber gespeichert wird.

Die Nieren spülen viele schädliche Stoffe mit dem Urin aus unserem Körper heraus, die Lunge entledigt sich einiger Abbauprodukte des Stoffwechsels über die Ausatmung. Der Darm ist nicht nur für die Verdauung, Energiebereitstellung und Ausscheidung verantwortlich, sondern übernimmt auch bei der Entgiftung eine entscheidende Rolle. Im Verdauungstrakt werden Nährstoffe aus dem Essen, aber auch Medikamente und Giftstoffe aufgenommen und nicht benötigte Stoffe ausgeschieden.

Für das reibungslose Funktionieren unserer Entgiftungssysteme ist es besonders wichtig, dem Körper reichlich Vitamine, Mineralstoffe, Spurenelemente und sekundäre Pflanzenstoffe zukommen zu lassen. Sie sind die Helferlein beim Aufräumen: Sie binden die Stoffe und transportieren sie, unterstützen den Stoffwechsel und sorgen so für seinen reibungslosen Ablauf. Zu diesem Zweck finden Sie ab Seite 78 meine leckeren und perfekt abgestimmten Detox-Rezepte – selbstverständlich alle von mir selbst getestet.

Über die Jahre können sich Umweltgifte und Schadstoffe wie Blei oder Quecksilber in unserem Körper ansammeln. Sie stammen z. B. aus Speisefischen – Thunfisch und Schwertfisch sind am höchsten belastet –, Kosmetika, Pestiziden, Zahnfüllungen oder verschmutzter Luft. Um diese herauszuschleusen, benötigt unser Körper einige Zeit – zehn Tage sind ein guter Anfang, im Prinzip ist das aber ein längerer Prozess, der viel mit Ihrem Lebensstil zu tun hat. Am besten funktioniert das Ausleiten in Kombination mit Abnehmen, weil Schadstoffe vor allem im Fett-

!

Um Umweltgifte und Schadstoffe herauszuschleusen, benötigt unser Körper Zeit – zehn Tage sind ein guter Start.

gewebe gespeichert werden und sich lösen, wenn das Fettgewebe abgebaut wird. Neben der bedarfsgerechten Nährstoffversorgung in Form einer gesunden Ernährung gehört dazu auch die Regulierung der Säure-Basen-Balance.

Tipps fürs Einkaufen:

- Reduzieren Sie Ihren Fleischkonsum und kaufen Sie bei Fisch und Fleisch bevorzugt Bioqualität.
- Wählen Sie auch alle anderen Lebensmittel möglichst aus kontrolliertem biologischem Anbau aus.
- Achten Sie bei Fertiggerichten auf die Zutatenliste: Es sollten maximal drei Zusatzstoffe enthalten sein. So vermeiden Sie jede Menge Zusatzstoffe wie Konservierungsstoffe, Aromen und Farbstoffe.
- Ziehen Sie tiefgefrorene Lebensmittel denen in Dosen vor.
- Reduzieren Sie Plastik in Ihrem Alltag, kaufen Sie Obst und Gemüse lose ein, haben Sie immer einen Stoffbeutel oder eine Kiste dabei.

Übersäuerung ade: den Säure-Basen-Haushalt regulieren

Beim Detoxen geht es immer um die Entgiftung des Körpers, um die Steigerung der Vitalität und um die Vorbeugung von Krankheiten. Auch eine basische Ernährung, von der Sie sicherlich schon gehört haben, gehört zu den Detox-Kuren. Dabei wird bewusst auf alle säurereichen und säurebildenden Lebensmittel verzichtet und auf eine ballaststoff- und vitaminreiche Ernährung gesetzt.

!

Der Säuren-Basen-Haushalt bezeichnet die Abläufe im Körper, die den pH-Wert des Blutes regulieren.

Was ist überhaupt der Säure-Basen-Haushalt? Der Säuren-Basen-Haushalt bezeichnet die Abläufe im Körper, die den pH-Wert des Blutes regulieren. Der pH-Wert ist eine Maßeinheit für den Säure- oder Basengrad einer wässrigen Lösung. Er reicht von 0 (stark sauer) über 7 (neutral) bis hin zu 14 (stark basisch). Damit der

Körper mit all seinen Stoffwechselvorgängen optimal funktionieren kann, muss der pH-Wert des Blutes zwischen 7,36 und 7,44 liegen. Der ideale Körper-pH-Wert ist also leicht basisch. Der Magen ist die Ausnahme: Mit einem pH-Wert unter 2 ist es dort sehr sauer, was der Magen für seine Aufgaben aber auch braucht.

Zu den basischen Lebensmitteln zählen eine Vielzahl von Gemüse- und Obstsorten, Kartoffeln und Sprossen. Neutrale Lebensmittel sind Öle, Nüsse und Kefir. Säureliefernde Lebensmittel enthalten viel Eiweiß, z. B. Fleisch, Fisch, Eier, Quark und Käse. Säureerzeugende Lebensmittel enthalten selbst keine Säuren,

Weniger Umweltgifte in Ihrem Körper

Am besten Sie nehmen sich pro Monat einen Punkt dieser Liste vor oder kaufen, wenn ein Mittel aufgebraucht ist, bewusst ein neues, unbedenklicheres.

- Verbannen Sie synthetische Duftstoffe und Aromen aus Ihrer Atemluft, z. B. Raumsprays, Duftkerzen oder Lufterfrischer.
- Minimieren Sie den Schadstoffeintrag in Ihrer Raumluft durch die Verwendung schadstoffarmer oder -freier Materialien bei Möbeln, Wohntextilien, Farben und Lacken.
- Nutzen Sie Zimmerpflanzen, um Luftschadstoffe wie Formaldehyd und Ammoniak aus Abgasen, Aceton, Trichlorethylen und Benzol in der Raumluft zu reduzieren.
- Sparen Sie sich den „Chemiecocktail" im Putzeimer, sondern halten Sie Ihren Haushalt mit unbedenklichen Putzmitteln sauber.
- Benutzen Sie keine „Erdöl- und Hormonkosmetik", verwenden Sie besser Naturkosmetik.
- Achten Sie beim Kauf von Bekleidung und Schuhen auf chromfrei gegerbtes Leder und schwermetallfreie Farben. Verzichten Sie auf „fleckabweisende", „knitterarme" oder „geruchsbindende" und ähnliche Beschichtungen bei Textilien. Halten Sie Ausschau nach giftfreier Bekleidung, etwa mit dem GOTS- oder dem IVN-Best-Label-Zertifikat.

werden aber sauer verstoffwechselt, z. B. Zucker, Kaffee, Weißmehl- und Fertigprodukte. Zu den säurebildenden Lebensmitteln gehören vor allem zuckerhaltige Produkte, tierische Erzeugnisse, Fast Food, Getreideprodukte, Fertigprodukte und Getränke wie Kaffee und Alkohol.

Durch das Essen säurebildender Lebensmittel und durch Stoffwechselvorgänge wird der Körper laufend mit überschüssigen Säuren belastet. Diese werden zwar durch basische Puffersysteme im Körper neutralisiert oder durch Körperausscheidungen wie Schweiß, Atemluft, Stuhlgang und Urin herausgespült, problematisch wird es aber, wenn die körpereigenen Regulationsmechanismen nicht mehr ausreichen, um das erforderliche Gleichgewicht zu erhalten.

Auch ein ausgewogenes Kalzium-Phosphor-Verhältnis ist wichtig für unseren Säuren-Basen-Haushalt, unter anderem für gesunde Knochen. Unser Körper enthält optimalerweise doppelt so viel Kalzium (basisch) wie Phosphor (sauer), folglich sollte auch unsere Nahrung diese beiden Mineralstoffe in diesem Verhältnis enthalten. Das Gegenteil ist aber der Fall: Unsere gängige Ernährung basiert auf Getreideprodukten, Milch- und Fleischprodukten und liefert dadurch deutlich mehr Phosphor als Kalzium. Die Folge davon ist, dass wir täglich viel mehr saure als basische Mineralien zu uns nehmen.

Was bedeutet basenreiche Ernährung? Eine basenreiche Ernährung sollte zu zwei Dritteln aus basischen Lebensmittel bestehen, das sind in erster Linie die meisten Gemüsesorten (außer Artischocken, Rosenkohl und Spargel) und sauer eingelegtes Gemüse (das basisch wirkt), außerdem Kartoffeln (am besten mit Schale), Obst und Trockenfrüchte, Salat, Pilze, Kräuter und Sprossen. Früchtetee und Alkohol sollten sparsam genossen werden. Außerdem ist es wichtig, dass Sie viel trinken, um Überflüssiges auszuscheiden und alles schnell dorthin zu transportieren, wo es hingehört. Ideale basische Getränke sind z. B. mineralstoffreiche Mineralwässer, grüner Tee und Kräutertees, die Sie auch für unsere Metabolic-Detox-Kur benötigen.

Anzeichen für eine Übersäuerung verstecken sich oftmals gut getarnt hinter Alltagsproblemchen. Auf die Feststellung „Ich habe Kopfschmerzen“ folgt die logische Konsequenz „Da habe ich wohl zu viel auf den Bildschirm geschaut.“ Schlafprobleme werden oft mit „zu viel Stress“ abgetan und eine miese Laune durch Wetterschwankungen oder nervende Kollegen erklärt. Selten werden Symptome dieser Art auf eine Übersäuerung des Körpers zurückgeführt. Aber auch ein erhöhter Blutdruck, erhöhte Entzündungswerte und Antriebslosigkeit können Anzeichen für eine Übersäuerung des Körpers sein. Allergien, Verdauungsprobleme und sogar Diabetes mellitus können entstehen.

Mit der zehntägigen Detox-Phase der Metabolic-Detox-Kur stellen Sie Ihre Ernährung ganz automatisch auch zu 100 % auf basisch um und werden schnell bemerken, wie die Anzeichen einer gestörten Bilanz sich in Luft auflösen: Ihre Atmung beruhigt sich, Ihre Blutwerte normalisieren sich, Sie schlafen besser – um nur einiges zu nennen.

!

Mit der zehntägigen Detox-Phase stellen Sie Ihre Ernährung automatisch auch zu 100 % auf basisch um.

Nebenwirkungen beim Entgiften

Schwächegefühl und Müdigkeit, Unwohlsein, Kopfschmerzen, eventuell Juckreiz, vermehrte Harnausscheidung, vermehrte Schleimabsonderung, Verspannungen – das alles können Anzeichen einer beginnenden Entgiftung des Körpers sein. Falls diese auftreten, klingen sie in der Regel auch rasch wieder ab.

Regeln für die erste Phase

Die Detox-Ernährung besteht, genau wie eine basenreiche Ernährung, hauptsächlich aus Obst, Gemüse, Nüssen und Samen. Durch ihren hohen Anteil an Nährstoffen trägt sie maßgeblich zur Reinigung des Körpers und dadurch ganz nebenbei auch zur Anregung des Stoffwechsels bei, da der Körper alle Vitamine, Mineralstoffe und Spurenelemente für einen funktionierenden Stoffwechsel erhält und die Enzyme aus der Nahrung als Bio-Katalysatoren den Stoffwechsel beschleunigen – vorausgesetzt, sie werden schonend zubereitet.

In der Detox-Phase gelten folgende Grundregeln, die ich Ihnen später noch genauer erläutere:

- Ihre Ernährung besteht vor allem aus Obst, Gemüse, Nüssen und Samen. Von Fleisch, Wurst und Fisch, Eiern, Milch und Käse müssen Sie sich vorerst verabschieden. Auch Getreide und Getreideprodukte lassen Sie für die zehn Tage weg, nur Amarant ist erlaubt.
- Verzichten Sie außerdem auf Kaffee, schwarzen Tee, Zigaretten, Alkohol und Zucker. Süßen Sie maximal mit Stevia, Birkenzucker, Agavendicksaft, Reissirup, Honig oder Ahornsirup.
- Es ist wichtig, dass Sie täglich viel trinken. So spülen Sie Ihren Körper durch und regen Ihren Stoffwechsel an. Mehr dazu lesen Sie auf Seite 18 bzw. 26.
- Halten Sie sich an die Ernährungspläne. Bei Hunger haben Sie eine Auswahl an Detox-Snacks (siehe Seite 124), auf die Sie zugreifen können. Kalorienzählen ist nicht nötig.
- Wägen Sie für sich ab, ob Sie die Detox-Phase mit gezielten Nährstoffergänzungsmitteln (siehe Seite 36) unterstützen möchten.

Außerdem sollten Sie Folgendes beachten:

- Bewegen Sie sich so viel Sie können an der frischen Luft und lassen Sie so wenig Stress wie möglich an sich heran.
- Reduzieren Sie bewusst Giftbelastungen. Gute Ansatzpunkte sind Lebensmittel ohne Kunstdünger und Pestizide sowie schadstofffreie Reinigungsmittel, Waschmittel und Kosmetikprodukte.

Wie viele Kalorien dürfen Sie essen? Wie Sie schon gelesen haben, liegt der Fokus der Metabolic-Detox-Kur auf einer ausgewogenen, nährstoff- und basenreichen Ernährung und nicht auf dem Kalorienzählen. Das ist auch gar nicht nötig, da die ballaststoffreiche Ernährung dafür sorgt, dass Sie anhaltend satt sind. Außerdem bekommt Ihr Körper während der Metabolic-Detox-Kur alle Nährstoffe zugeführt, denn häufig ist ein Hungergefühl nichts anderes als ein Mangel an einem Nährstoff. Oder haben Sie manchmal ganz spezifischen Hunger auf etwas Bestimmtes? Nein, ich meine nicht auf Fast Food und Süßigkeiten, sondern auf Steak, Fisch oder Erdbeeren? Dann essen Sie das einfach, weil der Körper ganz natürlich weiß, was ihm fehlt – wir haben nur oft verlernt, darauf zu hören.

!

Der Körper weiß ganz natürlich, was ihm fehlt – wir haben nur oft verlernt, darauf zu hören.

Halten wir aber auch einmal fest, dass Sie nicht zu wenige Kalorien zu sich nehmen:

- Frauen brauchen mindestens 1500 Kalorien pro Tag
- Männer brauchen mindestens 2500 Kalorien pro Tag

Der Körper hat einen Energiebedarf, der sich zusammensetzt aus Grundumsatz + Leistungsumsatz = Energiebedarf. Das erkläre ich Ihnen genauer auf Seite 56.

Gewichtsreduktion als Nebeneffekt Durch den Verzichtet auf Süßigkeiten, Weißmehl, Alkohol und vieles mehr können Sie davon ausgehen, dass Sie während der zehntägigen Detox-Phase abnehmen werden. Dies ist zum einen der Effekt der relativen Kalorienreduktion, liegt zum anderen aber auch daran, dass Sie weniger Heißhungerattacken haben, die in der Regel durch isolierte Kohlenhydrate, enthalten in Weißmehl und Süßem, ausgelöst werden: Der schnelle Blutzuckeranstieg fordert einen hohen Ausstoß an Insulin, und dies teilt dem Körper mit: „Wir haben genug Kohlenhydrate für die Energiegewinnung, lass uns unsere Fettreserven schonen“, hemmt damit also die Fettverbrennung. Die Folge: Der Stoffwechsel wird gedrosselt. Noch schlimmer bei

Alkohol: Auch da wird die Kohlenhydratverbrennung zusätzlich gestoppt, bis alle Alkoholkalorien verbrannt sind.

Warum Diäten nicht sinnvoll sind Diäten, vor allem Crash-Diäten, sind absolut katastrophal für unseren Stoffwechsel. Die Pfunde purzeln zwar recht schnell, jedoch ist viel von dem verlorenen Gewicht Wasser und Muskelmasse. Aber: Je weniger Muskelmasse wir haben, desto weniger Energiebedarf haben wir, und desto langsamer wird auch der Stoffwechsel. Daraus resultiert wiederum eine schnelle Gewichtszunahme: Wenn wieder Kalorien zugeführt werden, ist der Stoffwechsel noch langsam und lagert alles, was ankommt, in die Fettzellen ein – meist nimmt man dann sogar mehr zu, als man während der Diät abgenommen hat. Das nennt man Jo-Jo-Effekt. Viele Diäten schädigen die Stoffwechselregulation. Der Sparflammenstoffwechsel, den man durch eine Diät erzielt, kann Wochen oder sogar Monate andauern. Also: Je weniger Diäten Sie machen, desto besser nehmen Sie ab!

!

Je weniger Diäten Sie machen, desto besser nehmen Sie ab!

Natürlicherweise braucht unser Stoffwechsel ungefähr alle drei bis vier Stunden Nachschub, denn der Stoffwechsel bleibt nur aktiv, wenn er regelmäßig etwas zu tun bekommt. Eine regelmäßige Nahrungszufuhr ist somit wichtig und Hungern keine Option für einen Ferrari-Stoffwechsel. Dabei versteht sich von selbst, dass Sie es mit der regelmäßigen Nahrungsaufnahme nicht übertreiben sollten. Aber Heißhunger führt schnell dazu, unkontrolliert und zu viel vom Falschen zu essen. Das optimale Maß liegt wie immer in der goldenen Mitte.

Täglich viel trinken Wie Sie bereits gelesen haben, muss während der Detox-Phase viel getrunken werden, denn die gelösten Stoffe und Säuren werden über das Blut, die Lymphe oder die Gallenflüssigkeit zu den Ausscheidungsorganen transportiert. Um eine ausreichende Flüssigkeitszufuhr individuell zu berechnen, gilt folgende Formel: Pro Kilogramm Körpergewicht sollten ca. 30 ml Wasser in kleinen Mengen verteilt über den Tag getrunken werden.

Die Aufgaben von Wasser im Körper sind:

- Lösung und Transport von Stoffen
- Wärmeausgleich
- Entgiftung

Bei sportlicher Aktivität ist der tägliche Bedarf mit einem halben Liter Wasser pro Stunde Sport noch größer. Wenn Sie allerdings zu den „Vielschwitzern" gehören, erhöhen Sie die Flüssigkeitszufuhr besser auf einen Liter pro Stunde Sport. Das ideale Getränk ist Wasser. Als Lösungsmittel ist die Hauptaufgabe des Wassers, Stoffe zu transportieren. Durch Schwitzen, über die Atmung und den Urin verlieren wir täglich Wasser, weshalb dieser Verlust kontinuierlich ausgeglichen werden muss.

!

Der Wasserverlust durch Schwitzen, über die Atmung und den Urin muss kontinuierlich ausgeglichen werden.

Ganz allgemein gelten während der Detox-Phase diese Regeln:

- Trinken Sie täglich 2–2,5 Liter oder rechnen Sie Ihren Bedarf nach obenstehender Formel aus. Am besten trinken Sie Wasser ohne Kohlensäure mit einem hohen Anteil an basisch wirkenden Mineralstoffen.
- Basisch wirkende Inhaltsstoffe im Mineralwasser:

Natrium	ab 120–1000 mg pro Liter
Kalzium	ab 200 mg pro Liter
Magnesium	ab 100 mg pro Liter
Hydrogencarbonat	ab 1500 mg pro Liter (ist eigentlich sauer, wirkt im Blut aber als Puffer)

- Geeignet sind außerdem täglich 0,5–1 Liter stoffwechselanregender grüner Tee pro Tag, 0,5–1 Liter leberunterstützender Tee sowie 0,5–1 Liter Ingwer-Zitronen-Wasser, das ebenfalls den Stoffwechsel anregt.

- Verzichten Sie auf schwarzen Tee und Früchtetee und trinken Sie dafür Rooibostee, Kräutertee und Basentee.
- Stellen Sie den Kaffeekonsum am besten ein oder reduzieren Sie ihn auf eine Tasse pro Tag.

Das Wasser im Körper sorgt für ...

- einen aktiven Stoffwechsel
- eine regulierte Körpertemperatur
- bessere Konzentration
- schnellen Nährstofftransport
- Entgiftung und Ausleitung
- weniger Kopfschmerzen
- straffe und elastische Haut

Kräuter und Teezubereitungen Viel Wasser zu trinken ist schon einmal der erste Schritt zum erfolgreichen Detoxen. In Kombination mit einer Ernährungsumstellung können außerdem die folgenden Getränkezubereitungen unterstützend wirken:

- Löwenzahn ist bekannt für seine Bitterstoffe, Gerbstoffe, ätherischen Öle und die sekundären Pflanzenstoffe Cholin und Inulin. Diese kurbeln den Gallenfluss und somit die Ausscheidung von Abfallstoffen über die Harnwege an. Zur Leberreinigung eignet sich Löwenzahn als Tee, gepresster Frischsaft oder Salat. Er wirkt harntreibend, stoffwechselanregend, bei geschwächter Leber und für eine gute Fettverdauung.
- Auch Mariendistel wirkt sich auf die Lebergesundheit aus. Die in der Heilpflanze enthaltene Substanz Silymarin schützt die Leber vor dem Eindringen toxischer Stoffe. Darüber hinaus soll der Wirkstoff die Neubildung von Leberzellen ankurbeln und fördert somit die Regenerationsfähigkeit des Organs. Die Mariendistel können Sie als Kur in Form eines Tee-Aufgusses, einer Urtinktur oder als Tabletten anwenden.

- Goldruten-Tee können Sie zur Unterstützung der Nieren nehmen. Er wirkt harntreibend, krampflösend, antibakteriell, antimikrobiell und entzündungshemmend.
- Birkenblätter-Tee enthält Bitterstoffe, wirkt harntreibend, entschlackend, reinigend und regt die Leber an.
- Brennnessel als Tee oder Direktsaft entwässert, reinigt das Blut und wirkt entgiftend.

Lesen Sie bei allen Tees, Direktsäften, Kapseln oder Tabletten die Einnahmeempfehlung der Hersteller. Fragen Sie bei Unsicherheit, bei Erkrankungen oder wenn Sie Medikamenten einnehmen müssen vorher Ihren Arzt, Heilpraktiker oder Ernährungsberater.

20 Tage Metabolic-Phase – alles, was Sie wissen müssen

Während Sie sich in den letzten zehn Tagen mit der Ausleitung von Schadstoffen beschäftigt haben, geht es im zweiten Teil der Metabolic-Detox-Kur darum, Ihren Stoffwechsel gezielt anzukurbeln, und zwar 20 Tage lang.

Unter dem viel genutzten Begriff Stoffwechsel verbirgt sich nichts anderes als das Nährstoffverteilungssystem unseres Körpers. Unsere Nahrung und der Sauerstoff müssen aufgenommen, zerkleinert und verarbeitet werden. Nützliches wird verteilt, Überflüssiges wieder ausgeschieden. Im Stoffwechsel werden Nahrungsbestandteile chemisch umgewandelt und zu ihrem Bestimmungsort transportiert. Es wird Energie in Form von Wärme produziert, Substanzen werden aufgebaut, um die Körperfunktionen aufrechtzuerhalten. Die Lebensmittel werden verdaut und in die Nährstoffe aufgespalten oder umgebaut, die der Körper benötigt. So entstehen aus Vitaminen und Mineralstoffen Enzyme, die dafür sorgen, dass alle Vorgänge reibungslos ablaufen. Ein optimal funktionierender Stoffwechsel versorgt jede Zelle mit allem, was sie braucht, schafft Gifte aus dem Körper und baut überschüssige Pfunde ab.

!

Unter dem Begriff Stoffwechsel verbirgt sich nichts anderes als das Nährstoffverteilungssystem unseres Körpers.

!

Ein aktiver Stoffwechsel benötigt alle Nährstoffe im individuell richtigen Maß.

Ein aktiver Stoffwechsel benötigt alle Nährstoffe im individuell richtigen Maß, kein Zuviel, kein Zuwenig. Dies ist nötig für einen gesunden Körper und ein nachhaltiges Gewichtsmanagement sowie für Ihre körperliche und geistige Leistungsfähigkeit. Anzeichen für einen langsamen Stoffwechsel sind eine schnelle Gewichtszunahme, niedrige Kerntemperatur, übermäßige Müdigkeit, Antriebslosigkeit, Reizbarkeit sowie Probleme, sich auf Aufgaben zu konzentrieren.

Wie Sie sicher schon festgestellt haben, ist der Stoffwechsel bei allen Menschen recht unterschiedlich. Einige Exemplare der Gattung Mensch sind mit einem sehr schnellen Stoffwechsel ausgestattet, der jedem Ferrari Konkurrenz machen könnte. Gewichtszunahme? Fettpolster? Bei diesen Menschen nicht zu finden. Bei anderen wiederum kriecht der Stoffwechsel im Schneckentempo. Bei einem schwerfälligen Stoffwechsel fällt Zunehmen sehr leicht und Abnehmen umso schwerer. Außerdem verlangsamt sich der Stoffwechsel ab dem vierzigsten Lebensjahr merklich. Sie können Ihren Stoffwechsel mit einigen Tricks durchaus modifizieren und so wieder auf Trab bringen. Er kann jedoch nur ideal funktionieren, wenn Sie ihm das beste Material liefern und damit die nötigen Voraussetzungen schaffen.

Die Metabolic-Detox-Kur besteht aus abwechslungs- und nährstoffreichen Mahlzeiten. Durch die ausgeglichene Mischung aus Eiweißen, Kohlenhydraten und Fetten wird der Körper mit allen essenziellen Nährstoffen versorgt. Der hohe Anteil an Obst und Gemüse liefert viele Vitamine, Mineralstoffe und Spurenelemente, die für einen reibungslos laufenden Stoffwechsel sorgen.

Unser Stoffwechsel lässt sich unterschiedlich schnell aktivieren, dies ist jedoch kein Grund, gleich die Flinte ins Korn zu werfen, wenn die positiven Effekte der Metabolic-Detox-Kur ein wenig auf sich warten lassen. Körperliche Aktivität geht dabei Hand in Hand mit nährstoffreicher Ernährung und viel trinken. Ein aktiver Stoffwechsel ist wichtig, um gesund zu sein oder zu bleiben, aber auch, um Gewicht reduzieren zu können. Daneben spielen auch die Lebenseinstellung und der Lebenswandel eine große Rolle und sollten nicht vernachlässigt werden: Der nachhaltige Weg zu einem aktiven Stoffwechsel und weniger Gewicht führt über Ernährung, Bewegung, Motivation und Ausdauer sowie eine positive Einstellung. Sie schaffen das!

!

Der nachhaltige Weg zu einem aktiven Stoffwechsel und weniger Gewicht führt über Ernährung, Bewegung und eine positive Einstellung.

Test: Wie gut ist Ihr Stoffwechsel?

Wie gut Ihr Stoffwechsel ist, können Sie hier herausfinden. Schätzen Sie ein, welche Kriterien für Sie und Ihr Leben zutreffend sind:

Ihr Stoffwechsel wird verlangsamt durch:

- Stress, Hormone
- Übersäuerung
- Diäten
- Nährstoffmangel, Energiemangel
- Belastung mit Schwermetallen
- Medikamente
- starkes Übergewicht
- Alter über 60 Jahre

Ihr Stoffwechsel wird angekurbelt durch:

- regelmäßigen Sport, Ausdauersport und Krafttraining
- viel trinken
- eine optimale Nährstoffversorgung

Nährstoffreiche Lebensmittel bevorzugen

Nährstoffe, die den Stoffwechsel anregen, sind z. B. Eiweiß, Vitamin C, Kalzium, Magnesium, Chrom und Jod. Nun schmecken diese Nährstoffe in isolierter Form nicht mal ansatzweise und wirken auch nicht so gut wie in einem richtigen Lebensmittel, daher ist es ratsam, diese lieber in Form von leckeren Lebensmitteln und Gerichten zu sich zu nehmen.

Nährstoffreiche Lebensmittel sind dementsprechend Obst, Gemüse, Vollkorngetreideprodukte, Hülsenfrüchte, Milchprodukte, Meeresfisch (enthält viel Jod), Sojaprodukte und Tofu sowie pflanzliche Öle und ein mineralstoffreiches Mineralwasser. Diese nährstoffreichen Lebensmittel kurbeln den Stoffwechsel an, indem sie ihn mit allem versorgen, was die Zellen brauchen, um perfekt zu funktionieren. Fehlt hier und da ein Nährstoff, kann logischerweise unser Verteilungssystem auch nicht richtig funktionieren. Der Stoffwechsel wird langsamer.

Wenn Sie Ihren Stoffwechsel anregen wollen oder ein paar Pfunde verlieren möchten, sind Lebensmittel ideal, die nicht nur eine hohe Nährstoffdichte aufweisen, sondern auch noch eine geringe Kaloriendichte. Das sind z. B. Salate, Rohkost, Obst oder Vollkornprodukte. Zucker- und fetthaltige Lebensmittel dagegen haben eine geringe Nährstoffdichte mit vielen Kalorien.

Wichtig ist die richtige Kombination: Schweinebraten mit Knödeln? Kein Stoffwechselanreger. Lammbraten mit Vollkornreis oder Vollkornpasta mit Gemüse sind da energieärmere und nährstoffreichere Alternativen. Auch der Verzicht auf Zucker, Alkohol und Lebensmittelzusatzstoffe erleichtert dem Stoffwechsel die Arbeit und lässt ihn besser funktionieren.

!

Besonders anregend sind Lebensmittel mit einem hohen Gehalt an löslichen Ballaststoffen.

Besonders anregend sind auch Lebensmittel mit einem hohen Gehalt an löslichen Ballaststoffen. Diese liefern bei gleichem Volumen weniger Kalorien. Man muss sie ausgiebiger kauen und bedächtiger essen als andere Lebensmittel. Sie werden langsam verdaut und sorgen für eine lange Sättigung und dafür, dass der Blutzuckerspiegel nur ganz gemächlich steigt. Dadurch, dass lösliche Ballaststoffe Wasser ziehen und im Verdauungstrakt aufquellen (das sorgt für einen lockeren Speisebrei), stellt sich nicht nur ein Sättigungsgefühl ein, sondern der Darm wird zusätzlich gereinigt und die Verdauung kommt in Schwung. Die Darmzotten können in einen lockeren Speisebrei besser eindringen und so die vorhandenen Nährstoffe herausholen.

Wie der Zufall es will, sind die nährstoffreichen Lebensmittel wie Obst, Gemüse oder auch Vollkornprodukte (alle komplexen Kohlenhydrate) auch diejenigen mit einem hohen Ballaststoffgehalt. Die besten Zutaten also für einen fitten Stoffwechsel! Wenn Sie bislang nur wenige Ballaststoffe gegessen haben, ist es wichtig, dass Sie viel dazu trinken und gegebenenfalls zunächst Gemüse gedünstet und Vollkornbrot getoastet verzehren, dann werden die Ballaststoffe meist besser vertragen. Nach und nach gewöhnt sich der Körper an einen höheren Ballaststoffgehalt in der Nahrung.

Stoffwechselbooster Einige Inhaltsstoffe von Lebensmitteln können anregend auf den Stoffwechsel wirken und sogar kurzfristig die Stoffwechselrate erhöhen. Dazu gehören Gewürze wie Chili und Pfeffer, bestimmte Tees und Kaffee. Vielen von uns steht dann der Schweiß direkt auf der Stirn. Beim Kaffee sorgt das Koffein dafür, dass der Stoffwechsel einen Zahn zulegt, bei grünem oder Oolong-Tee sind es das Tein und Catechine. Auch Tee und Saft von Brennnesseln haben eine anregende Wirkung auf den Stoffwechsel.

All diese Tricks können helfen, den Stoffwechsel für eine gewisse Zeit auf Turbo einzustellen, jedoch funktionieren sie nicht mehr, wenn schon ein Gewöhnungseffekt eingetreten ist. Wer also viel und regelmäßig Kaffee trinkt, wird seinen Stoffwechsel mit Kaffee nicht eine Stufe höher stellen können. Schlucken (nicht kauen!) Sie nach jeder Mahlzeit eine halbe bis eine getrocknete kleine Chilischote, das kurbelt den Stoffwechsel von innen an. Steigern Sie Woche für Woche die Menge, bis Sie merken, welche obere Menge Ihnen gut bekommt. Bei mir sind es vier Chilis, bei fünf bekomme ich Sodbrennen.

Trinken, trinken, trinken für einen aktiven Stoffwechsel

Wenn Sie noch nie wirklich viel getrunken haben und sich auch immer davor gedrückt haben, wird es nun allerhöchste Zeit, denn davon hängt, wie Sie bereits gelesen haben, der Erfolg der Metabolic-Detox-Kur ab. Ich habe schon viele Gründe dafür gehört, warum das nicht geht. Aber denken Sie daran: Es gibt immer eine Lösung, und wo ein Wille ist, ist auch ein Weg!

Ihr Ziel ist es, zwei bis drei Liter pro Tag zu trinken, und das optimalerweise ohne Kaffee und Alkohol. Ich will Ihnen verraten, warum: Neben Sauerstoff und Licht ist Wasser für den Menschen die wichtigste Lebensgrundlage, denn Wasser macht etwa 60 % des Gesamtgewichts unseres Körpers aus. Etwa zwei Drittel des gesamten Wassers befindet sich in den Zellen, das sogenannte intrazelluläre Wasser. Der restliche Wasseranteil befindet sich außerhalb der Zellen, im Extrazellulärraum, dem Gewebe. Die wichtigsten Körperflüssigkeiten Blut, Verdauungssäfte sowie die Lymphe bestehen nahezu vollständig aus Wasser. Auch im Gehirn, in der Leber sowie in den Muskeln wird viel Wasser benötigt. Nur so kann der Ab- und Antransport von lebenswichtigen Stoffen sowie ihre Verarbeitung zu 100 % gewährleistet werden. Allein über die Haut, die Lunge, den Urin sowie den Stuhlgang verliert der menschliche Körper pro Tag etwa zwei bis zweieinhalb Liter Flüssigkeit. Dieser Verlust muss über die Nahrungsaufnahme und die Flüssigkeitszufuhr ausgeglichen werden. Bei starker körperlicher Anstrengung und sportlicher Betätigung ist der Wasserverlust noch größer. Was genau Sie am besten trinken sollten, finden Sie auf Seite 19.

> **!**
>
> Neben Sauerstoff und Licht ist Wasser für den Menschen die wichtigste Lebensgrundlage.

Durst tritt erst auf, wenn Sie bereits im Flüssigkeitsdefizit sind. Trinken sollte jedoch zu Ihrer regelmäßigen Gewohnheit werden und Durst möglichst gar nicht erst entstehen. Sich das Trinken anzugewöhnen funktioniert leichter, wenn Sie sich vornehmen, pro Woche immer ein bisschen mehr zu trinken. Das klappt besser, als wenn Sie sich täglich drei Liter hinstellen, und dann schnürt sich vor lauter Schreck schon Ihre Kehle zu. Nehmen Sie sich zunächst pro Tag einen Liter vor. Das ist eine überschaubare Menge und fühlt sich leicht an. Dann steigern Sie die Menge Schritt für Schritt, indem Sie jede Woche ein Glas mehr zu sich nehmen, bis Sie bei zwei bis drei Litern pro Tag sind. Macht nichts, wenn das ein paar Wochen oder Monate dauert – besser als nie! Und nehmen Sie das Trinken wirklich *wichtig*! Viele Menschen unterschätzen diese Komponente zum Erreichen ihrer Ziele.

!

Nehmen Sie das Trinken wirklich wichtig!

Durch die langsame Steigerung der Trinkmenge passt sich auch Ihre Blase schrittweise an, und Sie müssen nicht ständig zur Toilette laufen. Wer plötzlich von einem zum anderen Tag sehr viel mehr trinkt, muss nämlich ständig. Wenn Sie sich bisher aus diesem Grund immer vor dem Trinken gedrückt haben, liegt hier der Schlüssel zum Erfolg für Sie.

Trinken Sie genug?

Um festzustellen, ob Sie genug trinken, gibt es zwei einfache Tricks:

- Sie nehmen Ihre Haut zwischen Daumen und Zeigefinger und drücken sie gegeneinander, bis eine Hautfalte entsteht. Gut geeignet hierfür ist die Haut auf dem Handrücken oder unter dem Auge. Bleibt diese Hautfalte stehen, ist der Spannungszustand Ihrer Haut an dieser Stelle vermindert und zeigt an, dass Sie zu wenig trinken.
- Der Urin sollte fast durchsichtig und geruchslos sein.

Sport ist ganz und gar nicht Mord

Mit der Metabolic-Detox-Kur möchte ich Ihnen in erster Linie Grundlagen für eine Ernährung mitgeben, mit der Sie dauerhaft aktiv bleiben und sich in Ihrem Körper wohlfühlen. Für mich gehört zu einem gesunden Lebensstil aber auch Bewegung unbedingt dazu! In erster Linie, damit Sie gesund und beweglich bleiben, durch regelmäßige, körperliche Aktivität können Sie aber auch Ihren Stoffwechsel ordentlich anregen. Verbrennt der Körper beim Sport ordentlich Kalorien, wird die vorhandene Nahrung besser genutzt. Sie verbrennen mehr Kalorien, als Sie aufnehmen, und das ist der Garant für einen aktiven Stoffwechsel, einen gesunden Körper und die gewünschte Gewichtsreduktion.

!

Wenn Sie mehr Kalorien verbrennen als Sie aufnehmen, ist das der Garant für einen aktiven Stoffwechsel und eine Gewichtsreduktion.

Muskeln verbrauchen zu ihrem Erhalt mehr Energie als Fettgewebe. In 500 g Muskelmasse verbrennen wir pro Tag ungefähr sechs Kalorien, in 500 g Fettmasse hingegen nur zwei Kalorien. Der Energieverbrauch durch die Muskeln (Kohlenhydrat- und Fettverbrennung) dauert sogar noch bis zu 48 Stunden nach dem Training an, dementsprechend bleibt bei einem Trainingsrhythmus von alle zwei bis drei Tage der Stoffwechsel angekurbelt. Muskeln sind also sinnvoll, um unsere Verbrennungsmaschine langfristig am Laufen zu halten.

Ein intensives Training liefert dabei eine höhere und länger anhaltende Stoffwechselrate als ein mäßiges Training. Wie wäre es also zwischendurch mit einem Gang schneller während des Spaziergangs? Heutzutage ist bei dem vielseitigen Angebot der Fitnessstudios, Vereine und Kurse bestimmt auch für den größten Sportmuffel etwas dabei – von Yin-Yoga bis Volleyball ist alles möglich. Sie können sich auch ein Zimmer-Trampolin oder ein Trimmrad für zu Hause anschaffen, Hauptsache, das, was Sie sich aussuchen, macht Ihnen Spaß. Üben Sie alleine oder mit anderen, wenn Sie gern in Gesellschaft sind, oder suchen Sie sich für feste Termine Sportpartner. Tragen Sie Ihre Sportzeiten fest in Ihren Kalender ein und nehmen Sie diese Termine genauso ernst und wichtig wie andere Termine, die Sie niemals absagen würden.

Eiweiß – warum es so wichtig ist

Eiweiß, auch Protein genannt, ist ein Baustoff, aus dem Körperzellen für Haut, Haare, Sehnen, Bänder und Muskeln aufgebaut werden. Sie sind Bestandteil von Hormonen, Enzymen und Antikörpern. Und diese Aufgaben müssen täglich erledigt werden: Neuaufbau, Reparatur, Regeneration, Schutz. Eine ausgewogene Ernährung, wie sie z. B. die Deutsche Gesellschaft für Ernährung (DGE) empfiehlt, liefert ausreichend Eiweiß für einen gesunden, normalgewichtigen Körper, sodass die Zufuhr zusätzlicher ergänzender Eiweiße laut nationaler Verzehrstudie in der Regel nicht nötig ist. Fast in allen Nahrungsmitteln kommen Eiweiße vor – sowohl in pflanzlichen wie in tierischen Nahrungsmitteln. Die bekanntesten Proteinlieferanten sind Eier, Fleisch, Fisch, Milch und Milchprodukte sowie Hülsenfrüchte (auch Soja) und Kartoffeln.

> **!** Die bekanntesten Proteinlieferanten sind Eier, Fleisch, Fisch, Milch und Milchprodukte sowie Hülsenfrüchte und Kartoffeln.

In der Regel nehmen wir also genug Eiweiß auf – aber damit meist auch zu viel tierische Fette! Pflanzliche Eiweiße dagegen werden zwar nur zu 60–70 % in Körpereiweiß umgewandelt, aber Sie nehmen damit kein oder wesentlich weniger Fett auf. Ein weiterer Vorteil pflanzlicher Eiweißquellen: In ihnen stecken eher ungesättigte, also „gute" Fettsäuren, nicht die gesättigten, unvorteilhaften wie in den tierischen Lebensmitteln, und: Sie enthalten kein Cholesterin.

Mittagsshake statt Mittagessen

Heute muss alles schneller gehen. Viele von uns haben keine Zeit zum Einkaufen, Zubereiten und Kochen und zum genussvollen Essen. Die Nahrungsaufnahme passiert zwischen Tür und Angel, oft nehmen wir uns nicht die Zeit, uns in Ruhe hinzusetzen und die Mahlzeit zu genießen, ja viele verlassen am Arbeitsplatz den Schreibtisch zur Mittagspause gar nicht mehr. Unser Verdauungssystem benötigt aber Zeit, um ein Sättigungsgefühl zu verspüren. Außerdem ist das gründliche Kauen die Voraussetzung für das

Aufschließen der Nährstoffe und die optimale Aufnahme der Nährstoffe.

!

Durch den Austausch einer Mahlzeit mit einem Eiweißshake werden Unterzuckerung und Heißhungerfallen vermieden.

Wenn Sie also gerade beim Mittagessen Schwierigkeiten haben, sich gut zu ernähren, erleichtert Ihnen die Metabolic-Detox-Kur an dieser Stelle das Leben, denn hier wird das Mittagessen durch einen eiweißreichen Shake ersetzt. Er ist ausgewogen und nahrhaft und enthält wertvolle Nährstoffe, die sich beispielsweise in Obst, Gemüse, Getreide oder Hülsenfrüchten befinden. Durch den Austausch einer Mahlzeit mit einem Eiweißshake wird gewährleistet, dass der Körper nicht unterzuckert ist und Sie damit in eine Heißhungerfalle tappen.

Wer also sonst keine Mittagsmahlzeit zu sich nimmt, über die Kantine schimpft oder in Restaurants nicht widerstehen kann und sich immer wieder fettige, frittierte und nährstoffarme Speisen bestellt, für den sind die Mittagsshake-Rezepte in diesem Buch ein Segen. Wenn Sie sich am Morgen oder Vorabend einen solchen Shake vorbereiten, ist er zur gewünschten Zeit fertig. Außerdem ist er im Vergleich zu einem Salat oder Müsli einfach und schnell zu verzehren – und Sie haben noch Zeit, einen Spaziergang zu machen. Also perfekt für Ihr Ziel: Sie versorgen sich mit allen Nährstoffen und bewegen sich gleichzeitig auch noch an der frischen Luft!

Sie werden sehen, dass ein Shake keinesfalls immer kalorienreich und übersüß sein muss! Meine Shakes haben verschiedene Vorzüge, die Sie bei der Entgiftung Ihres Körpers und bei der Gewöhnung an einen neuen, gesunden Ernährungsstil perfekt unterstützen: Sie enthalten viele Vitamine und Mineralien, und ihre Zubereitung ist einfach und zu jeder Saison möglich. Ganz wichtig: Mit den Shakes erhöhen Sie Ihre tägliche Eiweißzufuhr. Warum das sinnvoll ist? Nur durch eiweißreiche Ernährung nehmen Sie zwar nicht ab, aber Proteine machen lange satt und sind damit ein wirkungsvolles Mittel, um Ihr Gewicht dauerhaft in Balance zu halten – denn wer länger satt ist, isst weniger.

Eiweißshakes – lieber selber machen!
Für alle, die keine Lust oder Zeit haben, sich ihren Mittagsshake vorzubereiten, gibt es eine Vielfalt an fertigen Shakes im Supermarkt und in der Drogerie. Das ist aber nicht unser Ziel! Viele Fertigprodukte sind nicht empfehlenswert, weil sie viel Zucker und sehr viele Zusatzstoffe enthalten. Es lohnt sich daher, die Shakes selbst zu machen. Auch, weil Sie ja ein neues, gesünderes Ernährungsverhalten einüben möchten!

Nur wenn es mal partout nicht gehen sollte, ist ein Fertigshake besser als keine Mahlzeit, damit Sie nicht in die Unterzuckerung geraten und eine Heißhungerattacke bekommen.

In meinen Mittagsshake-Rezepten habe ich den Eiweißanteil durch ein Eiweißpulver erhöht, damit Sie lange satt bleiben und mit ausreichend Eiweiß versorgt sind. Die Nährwerte der Shakes basieren auf den Produkten „Eiweiß-Shake Pulver 90, Vanille-Geschmack" von dm und „Whey Protein, Neutral" der Firma Foodspring. Das soll aber keine Produktempfehlung sein, sondern dient einfach als Berechnungsgrundlage für die Nährwerte. Sie können Ihre Eiweißprodukte bei jedem anderen Hersteller kaufen oder die benutzen, die Sie vielleicht bereits zu Hause haben. Die Nährwertangaben bei den Rezepten werden sich dadurch nicht nennenswert verändern.

Das Eiweißpulver ist auf Sojabasis hergestellt und enthält 86 g Eiweiß pro 100 g, das Whey 80 g Eiweiß pro 100 g. Wenn Sie einmal einen Blick auf die untenstehende Tabelle „Pulveralternativen" werfen, werden Sie sehen, dass diese Werte mit normalen Lebensmitteln nicht erreicht werden können.

In der Detox-Phase verwenden Sie das vegane Soja-Eiweißpulver. In der Metabolic-Phase können Sie es weiter verwenden oder schwenken um auf Whey, das Molkeneiweißpulver, das sehr viel besser schmeckt. Aber probieren Sie selbst und bilden Sie sich ein eigenes Urteil. Viele vegane Eiweißpulver haben eher einen sandigen bis muffigen Geschmack, deshalb empfehle ich diese immer mit einer Geschmacksrichtung, z. B. Vanille.

!

Whey enthält kaum Fett, aber viel hochwertiges Protein, Vitamine und Mineralstoffe.

Übrigens: Whey enthält kaum Fett, aber viel hochwertiges Protein, Vitamine und Mineralstoffe. Molke ist sozusagen der Abfall bei der Käseherstellung, das Käsewasser. Durch Trocknung werden die einzelnen Nährstoffe konzentriert und das Wasser entzogen. Dieses Konzentrat zeichnet sich durch einen fluffigen und cremigen Geschmack aus und schmeckt auch in Natur.

Alternativen zu Eiweißpulver

Meine Shakes enthalten zwischen 25 und 35 g Eiweiß. Diese Werte erreichen sie nur durch das beigefügte Eiweißpulver. Viele Menschen legen heute jedoch nicht nur Wert auf eine gesunde, vielseitige Ernährung. Sie möchten darüber hinaus „clean" essen – verzichten also ganz auf Lebensmittel, die in irgendeiner Weise verarbeitet wurden. Wenn Sie zu dieser Gruppe gehören und Sie Ihre Eiweißshakes ohne Eiweißpulver zubereiten möchten, können Sie auf eiweißreiche Lebensmittelalternativen ausweichen.

Damit erreichen Sie jedoch nicht die Werte, die mit einem Eiweißpulver möglich sind, weil Sie dazu einfach zu viel verwenden müssten: Wie Sie der untenstehenden Übersicht entnehmen können, wären es bei Amarant 185 g anstelle der 30 g, die Sie vom Eiweißpulver benötigen. Doch auch wenn Sie weniger nehmen, erhöhen Sie den Eiweißanteil Ihres Shakes, was schon einmal gut ist. Beachten Sie jedoch, dass sich dadurch der Kaloriengehalt Ihres Shakes erhöht und die Nährwertangaben variieren. Die Mengenangaben beziehen sich nur auf das Erreichen des Eiweißgehalts im Shake.

Getreidealternativen (Nährwerte pro 100 g)
Sojaflocken: 398 Kalorien, Fett 20,6 g, Kohlenhydrate 3,1 g, Eiweiß 40,8 g = 65 g in den Shake geben
Weizenkeime: 362 Kalorien, Fett 10 g, Kohlenhydrate 32 g, Eiweiß 28 g = 90 g in den Shake geben
Quinoa: 354 Kalorien, Fett 5 g, Kohlenhydrate 59 g, Eiweiß 15 g = 170 g in den Shake geben
Amarant: 371 Kalorien, Fett 7 g, Kohlenhydrate 65 g, Eiweiß 14 g = 185 g in den Shake geben

Milchalternativen (Nährwerte pro 100 g)
Magerquark: 72 Kalorien, Fett 0,3 g, Kohlenhydrate 3,2 g, **Eiweiß:** 13,5 g = 190 g in den Shake geben
Magerjoghurt: 37 Kalorien, Fett 0,1 g, Kohlenhydrate 4,9 g, Eiweiß 3,5 g = 740 g in den Shake geben
Frischkäse (Doppelrahmstufe): 339 Kalorien, Fett 31,5 g, Kohlenhydrate 2,6 g, Eiweiß 11,3 g = 230 g in den Shake geben
Frischkäse (fettreduziert): 190 Kalorien, Fett 16 g, Kohlenhydrate 3,3 g, Eiweiß 7,8 g = 333 g in den Shake geben
Skyr: 57 Kalorien, Fett 0,2 g, Kohlenhydrate 3,1 g, Eiweiß 10,7 g = 240 g in den Shake geben

Pflanzliche Alternativen für Milch

Heutzutage gibt es kaum eine Milchalternative, die Sie nicht kaufen können – und die meisten sind in Supermärkten und sogar bei Discountern erhältlich. Hafer, Mandel, Soja und Co.: Hier gibt es in der Tabelle den schnellen Überblick für Sie. Hervorgehoben ist der Sojadrink, der als Milchalternative in seiner Nährwertrelation einfach unschlagbar ist. Wählen Sie nach Nährwert, aber auch vor allem nach Geschmack, und probieren Sie einfach mal die verschiedenen Sorten durch.

Nährwerte von Milch und Milchalternativen (Angaben pro 200 ml)

	KALORIEN	FETT	KOHLEN-HYDRATE	EIWEISS
Milch, 3,5 % Fett	130	7	9,4	6,8
Milch, 1,5 % Fett	94	3	9,8	6,8
Kefir	100	3	8,2	6,8
Buttermilch	78	2	7,6	6,6
Sojadrink	**66**	**3,6**	**0**	**6,6**
Soja-Reis-Drink	92	2,4	13,4	4
Kokosmilch	350	35	5	3,6
Ayran	69	3,8	5,2	3,4
Molke	53	0,8	10,3	1,7
Haferdrink	78	2,8	12	1,2
Mandeldrink	26	2,2	0,2	0,8
Reis-Kokos-Drink	120	1,8	25	0,6
Reisdrink	100	2,2	19,8	0,2
Kokosnussdrink	40	1,8	5,4	0,2

!

Sojaprodukte enthalten alle essenziellen Aminosäuren, viel Protein, wenig Fett, dafür aber das wertvolle Omega 3 sowie zahlreiche Vitamine und Mineralien.

Sojaprotein – bedeutend besser als sein Ruf

Wer sich mit Eiweiß beschäftigt, kommt um das Thema Soja nicht herum. Sojaprodukte punkten mit einer hohen biologischen Wertigkeit: Sie enthalten alle essenziellen Aminosäuren, viel Protein, wenig Fett sowie zahlreiche Vitamine und Mineralien. Dabei sind sie im Vergleich zu anderen Milchalternativen recht preisgünstig.

Bezüglich seiner Wirkung auf Frauen wird dem Soja Positives nachgesagt. Die Gesellschaft Deutscher Chemiker vermutete im Jahr 2000, dass Phytoöstrogene (sekundäre Pflanzenstoffe) wie eine Art Hormonersatztherapie wirkten. So hätten Asiatinnen mit hohem Sojakonsum weniger Beschwerden in den Wechseljahren und ein um 25 % niedrigeres Brustkrebsrisiko. Ich selbst habe mit ungefähr 25 Jahren angefangen, regelmäßig Sojaprodukte zu essen, um nicht später die gleichen Probleme wie meine Mutter mit der Umstellung in der Menopause zu haben. Als die Wechseljahre kamen, hatte ich tatsächlich kaum Beschwerden. Von konzentrierten Nahrungsergänzungsmitteln auf Sojabasis würde ich aber abraten.

Soja – auch für Männer!
Forscher der amerikanischen Harvard-Universität haben in einer Studie an 99 Männern festgestellt, dass diejenigen, die mindestens eine halbe Portion Sojanahrung pro Tag zu sich nahmen, eine geringere Spermienkonzentration aufwiesen. Die Wissenschaftler machten die im Soja enthaltenen Isoflavone dafür verantwortlich. Die Harvard-Studie wurde allerdings von anderen Wissenschaftlern entkräftet. Die meisten Forscher sagen heute: Männer können ohne Angst um ihre Fruchtbarkeit Sojaprodukte essen.

Wie viel Soja pro Tag ist unbedenklich? Dazu gibt es verschiedene Angaben. Einige Quellen nennen zwei bis vier Portionen. Die amerikanische Lebensmittelbehörde FDA gibt 25 g Sojaprotein pro Tag an, was etwa 300 g Tofu oder 800 ml Sojamilch entspricht. Soja ist ein ganz normales Lebensmittel. Keine Wunderbohne, aber auch keine Gefahrenquelle. Auch hier gilt die Regel: Wer es in Maßen verzehrt, hat nichts zu befürchten. Ein Shake pro Tag ist eine absolut ungefährliche Menge, die Sie ganz im Gegenteil mit vielen hochwertigen Nährstoffen versorgt.

Sinnvoll entgiften mit Nahrungsergänzungsmitteln

Fakt ist: Die Deutschen essen 82 % zu wenig Gemüse und 59 % zu wenig Obst. Täglich fünf Portionen Gemüse und Obst lautet die Empfehlung der DGE, doch das schaffen nur die wenigsten Menschen. Wer sich ausgewogen ernährt, bekommt im Normalfall alle Nährstoffe, Vitamine und Mineralien, die er braucht. Nahrungsergänzungsmittel können eine schlechte Ernährung auch gar nicht ausgleichen, mahnen Experten.

!

Nahrungsergänzungsmittel können eine schlechte Ernährung nicht ausgleichen.

Anders sieht es meiner Erfahrung nach aus, wenn Sie mehr für Ihren Körper möchten, z. B. Ihren Stoffwechsel beschleunigen, Ihre Abwehr steigern und gesund älter werden möchten. Mit der Metabolic-Detox-Kur gehen Sie schon einen großen Schritt in die richtige Richtung, bestimmte Ergänzungen sind da aber durchaus sinnvoll. Schauen Sie einfach, ob etwas davon für Sie infrage kommt.

Worauf Sie beim Kauf von Nahrungsergänzungsmitteln grundsätzlich achten sollten: Sie sollten nur natürliche Zutaten wie Obst, Gemüse, Algen, Muscheln, Pflanzen oder Kräuter enthalten und keine synthetischen Vitamine. Das erkennen Sie direkt an der Zutatenliste. Außerdem sollten sie am besten keine, jedoch höchstens drei Zusatzstoffe wie Aromen, Farbstoffe, Verdickungsmittel, Säuerungsmittel, Süßstoffe etc. enthalten. Und: Achten Sie am besten auf Bioqualität!

Der Markt ist groß und unübersichtlich, deshalb habe ich Ihnen eine Auswahl zusammenstellt, mit der ich in den letzten Jahren sehr gute Erfahrungen gemacht habe. Diese Produkte unterstützen die Ausleitung von Schadstoffen in der Detox-Phase und geben Ihrem Stoffwechsel in der Metabolic-Phase einen ordentlichen Boost.

Monopräparate vermeiden

Monopräparate sind Einzelsubstanzen, also Mittel, die nur einen wirksamen Bestandteil enthalten. Wenn Sie nicht genau wissen, ob Ihnen ein Nährstoff wirklich fehlt, verzichten Sie auf Monopräparate oder lassen Sie bestimmen, wie es um Ihre Werte steht bzw. ob es Ihnen an einem bestimmten Stoff mangelt: Der Arzt kann ein Blutbild machen, der Ernährungsberater eine Ernährungsprotokollanalyse und einen Vitalstoffscan. Wenn Ihre Versorgung mit diesem Stoff in Ordnung ist, besteht durch Monopräparate die Gefahr einer schädlichen Überdosierung!

Schadstoffe ausleiten

Alle Nährstoffe aus dem Verdauungstrakt kommen zunächst in der Leber, unserem Hauptentgiftungsorgan, an. Die Entgiftung erfolgt durch die Inaktivierung von toxischen Verbindungen oder den Abbau von Alkohol. Damit der Körper entgiften kann, braucht er Trägerstoffe, die die Aufnahme und Ausscheidung von Giften ermöglichen. Eingesetzt werden vor allem Stoffe mit einer großen Oberfläche und spezifischen Bindungsstellen zur Adsorption (Anreicherung) von unerwünschten, toxischen Substanzen. Das sind vorwiegend Aktivkohle, Algen, Tonerde und Vulkangestein. Für eines davon müssen Sie sich entscheiden, um detoxen zu können. Meine Empfehlungen:

- Algen: Natura Vitalis Chlorella und Spiruletten oder GSE Bio Chlorella und Spirulina
- Heilerde zur inneren Anwendung: Luvos Heilerde, Bullrich Heilerde, Argiletz Grüne Tonerde oder Dr. Niedermaier Detox Kur

Die Einnahme von Aktivkohle sollte mit zeitlichem Abstand zu anderen Medikamenten und bei vorliegender Erkrankung nur nach Rücksprache mit einem Arzt oder Apotheker erfolgen.

!

Mit dem Gutscheincode DETOX-KUR erhalten Sie 10 % Rabatt bei der ersten Bestellung bei www.gse-vertrieb.de.

Den Säure-Basen-Haushalt ausgleichen

Die Ausscheidung toxischer Stoffe wird durch einen sauren pH-Wert gefördert. Eine latente Übersäuerung kann aber nicht nur die Ausleitung von Toxinen beeinträchtigen, sondern zusätzlich die Aktivität der Entgiftungsenzyme. Nahrungsergänzungsmittel, die den Säure-Basen-Haushalt schneller wieder regulieren, als es über die Ernährung möglich ist, halte ich deshalb für sinnvoll. Meine Empfehlungen:

- Basica Basenpulver, Hübner Basis Balance Pur, Alvito Basen-Quelle
- Heilerde zur inneren Anwendung: Luvos Heilerde, Bullrich Heilerde, Argiletz Gerstengras oder Natura Vitalis Spurenelemente Komplex Kalzium und Magnesium: GSE Calcium & Magnesium Complex (Bio) in Kombination mit Bio Spirulina

Die Versorgung mit Mikronährstoffen sichern

Mikronährstoffe sind Vitamine, Mineralstoffe, Spurenelemente und sekundäre Pflanzenstoffe. Besonders wichtig für die Entgiftung sind folgende Mikronährstoffe: Zink, Selen, Kupfer, Magnesium, die Vitamine B2, B6, C und sekundäre Pflanzenstoffe.

!

Durch die entgiftenden Stoffwechselprozesse hat der Körper einen erhöhten Bedarf an Mikronährstoffen.

Durch die entgiftenden Stoffwechselprozesse hat der Körper einen erhöhten Bedarf an Mikronährstoffen. Die Versorgung über die Ernährung ist nicht immer gewährleistet, weil wir uns nicht immer gesund und abwechslungsreich ernähren, Lebensmittel nicht nährstoffschonend zubereitet werden oder andere Stoffe wie Kaffee oder Zigaretten die Nährstoffaufnahme blockieren. Beispiel Selen: Der saure Regen enthält u. a. auch Schwefel, welcher sich im Erdreich mit Selen verbindet. Daher können die Pflanzen diesen Stoff nicht mehr aufnehmen, wir finden ihn also nicht mehr in der Nahrung. Dieser Selenmangel hat fatale Folgen, denn wer ausreichend Selen im Blut hat, ist nicht nur topfit, sondern hilft dem Körper zu entgiften. Selen stärkt das Immunsystem und fängt freie Radikale.

Meine Empfehlungen:

- Berner Cellagon aurum (Konzentrat aus Obst und Gemüse, wird verdünnt wie ein Saft getrunken)
- GSE Frauen- oder Männer-Vital Complex aus Obst und Gemüse, Tabletten
- Dr. Niedermaier Regulatpro Metabolic zum Trinken aus Obst, Gemüse, Nüssen, Gewürzen

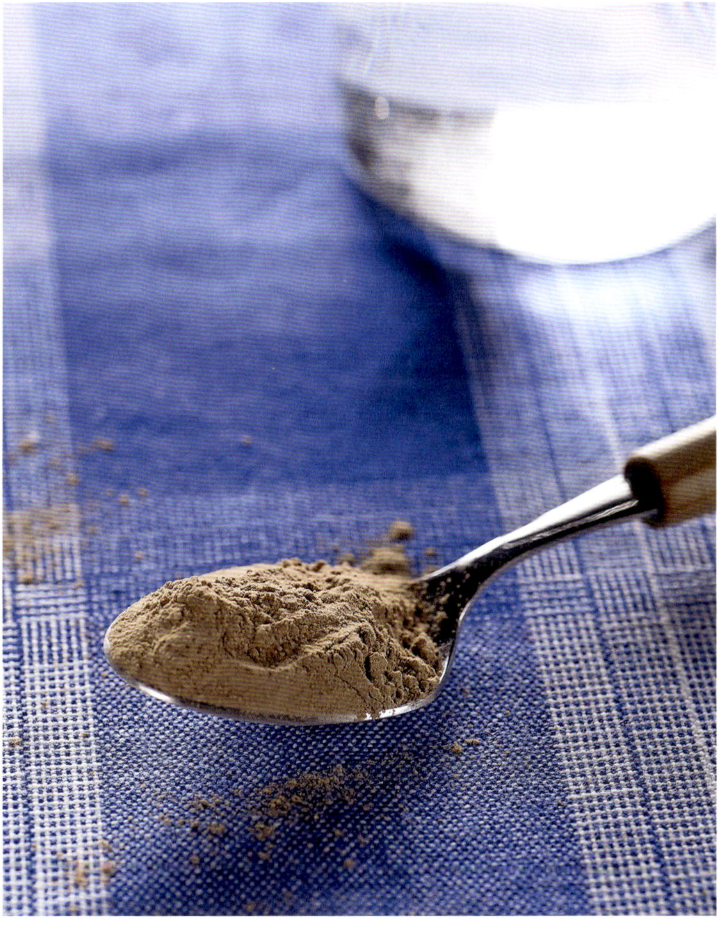

Heilerde unterstützt die Regulierung des Säure-Basen-Haushalts.

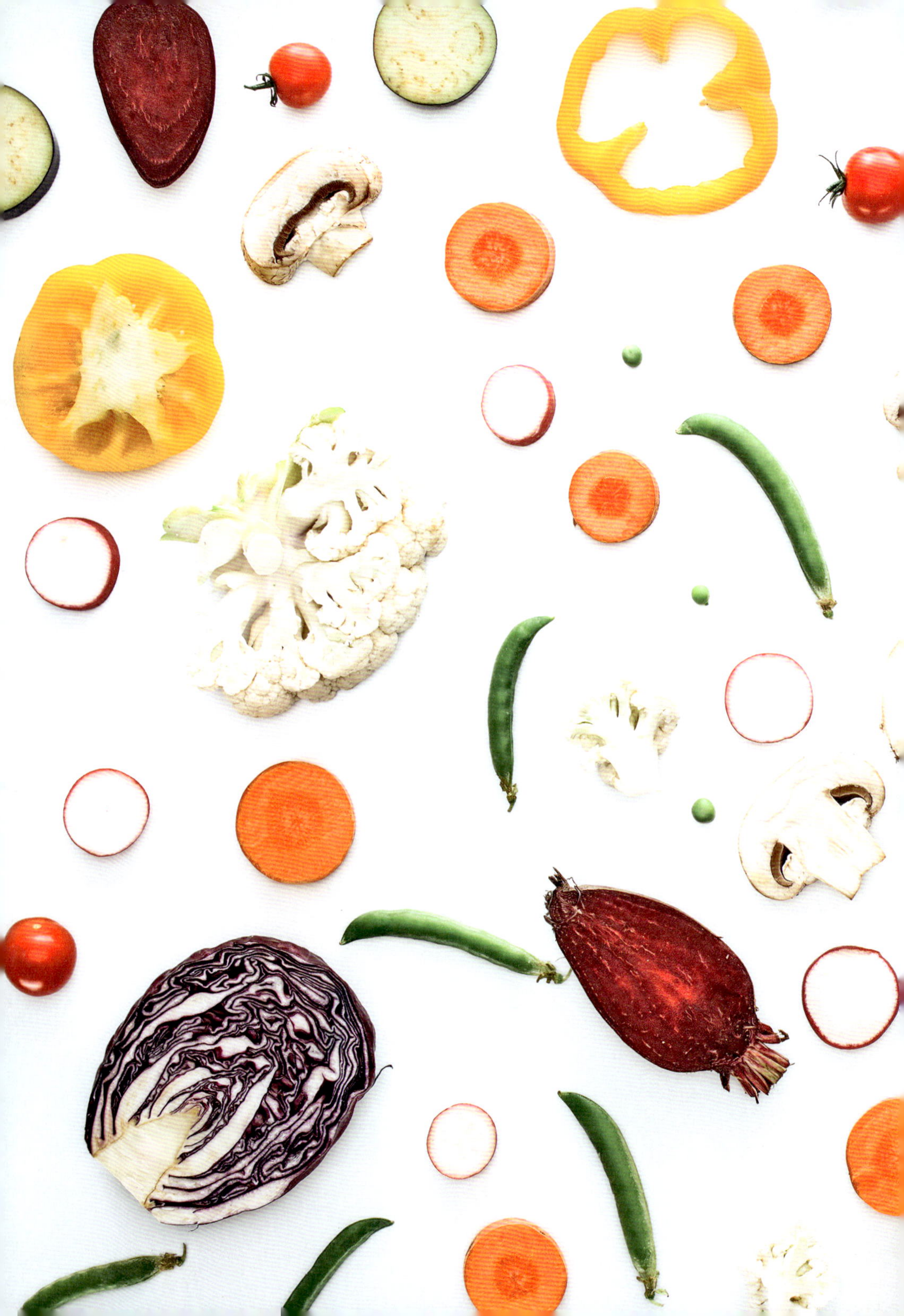

SO SIEHT EINE AUSGEWOGENE ERNÄHRUNG AUS

Auf den folgenden Seiten erfahren Sie, wie sich die einzelnen Nährstoffe auf Gesundheit, Gewicht und Wohlbefinden auswirken. Sie erhalten viele praktische Tipps und Hinweise und können Ihre Ernährung im Anschluss an die Metabolic-Detox-Kur dauerhaft auf „gesund“ umstellen. Denn Sie möchten ja nicht einfach nur die 30 Tage detoxen und den Stoffwechsel anregen, sondern auch danach langfristig fit und gesund bleiben!

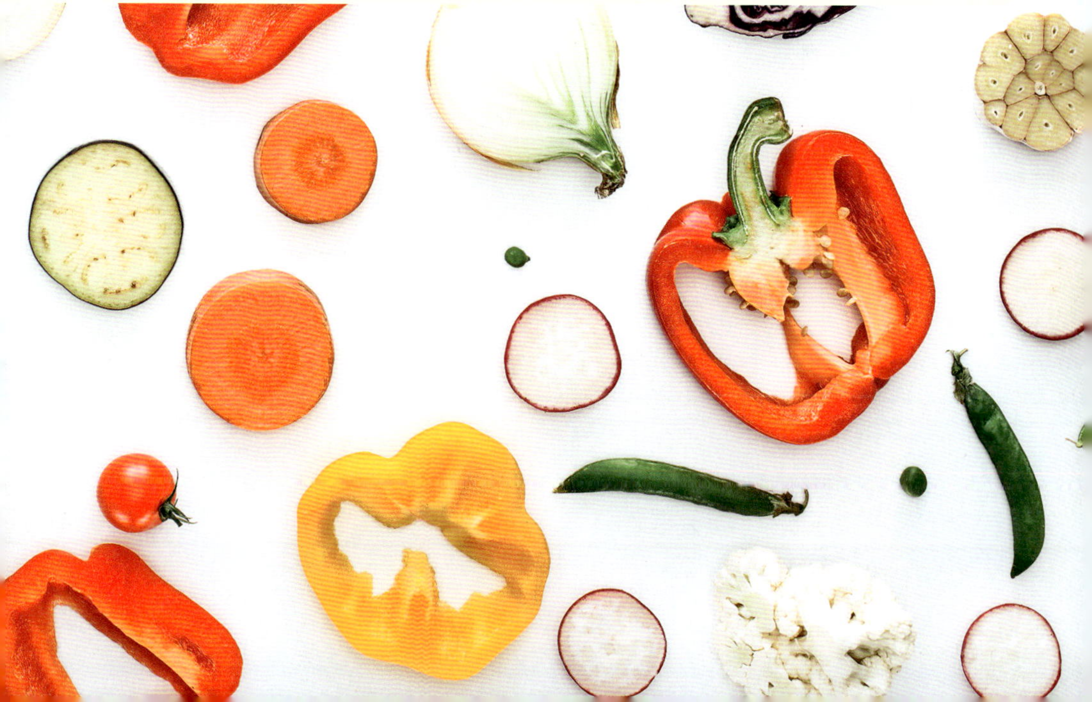

Nährstoffe in Balance

Wir essen von einigen Nahrungsinhaltsstoffen zu viel, von anderen zu wenig – und insgesamt ernähren wir uns eher zu kalorienreich. Um gegensteuern zu können, ist es sinnvoll, wenn Sie zunächst den Energiegehalt der einzelnen Nährstoffe kennen, der unter anderem entscheidend für die Energiedichte von Lebensmitteln (siehe Seite 58) ist:

- 1 g Kohlenhydrate enthält 4 Kalorien
- 1 g Eiweiß enthält 4 Kalorien
- 1 g Fett enthält 9 Kalorien
- 1 g Alkohol enthält 7 Kalorien

Die Gesamtenergie des Tages sollte sich folgendermaßen auf die verschiedenen Nährstoffe verteilen:

- Kohlenhydrate: 50–55 %
- Eiweiß: 15–20 %
- Fett: 30–35 %

Kohlenhydrate – Energie für Körper und Gehirn

Kohlenhydrate dienen dem Körper als schnelle Energielieferanten, etwa für die Gehirnzellen, das Nervensystem und die Muskulatur. Je nach Anzahl der Zuckermoleküle, aus denen die Kohlenhydrate zusammengesetzt sind, werden sie in Einfach-, Zweifach-, Mehrfach- oder Vielfachzucker eingeteilt. Diese verschiedenen Formen werden vom Körper unterschiedlich schnell aufgenommen und erhöhen somit in unterschiedlichem Maße die Blutzuckerwerte. Einfachzucker (Trauben- und Fruchtzucker) und Zweifachzucker (Haushaltszucker) lassen – im Unterschied zu Mehrfach- und Vielfachzuckern (auch komplexe Kohlenhydrate genannt) – den Blutzuckerspiegel besonders schnell ansteigen.

Je langsamer jedoch Kohlenhydrate vom Darm ins Blut gelangen, desto größer ist die Entlastung des Stoffwechsels. Deshalb sollten Sie Lebensmittel, die viel Einfach- und Zweifachzucker enthalten, reduzieren. Dazu gehören Süßigkeiten und Kuchen, aber auch Weißbrot, helle Pasta, weißer Reis und Fast Food. Hingegen sollten Sie bei jenen kohlenhydrathaltigen Lebensmitteln zugreifen, die den Blutzuckerspiegel langsam ansteigen lassen. Besonders empfehlenswert sind hier Vollkornprodukte, Obst, Gemüse und Kartoffeln. Diese Nahrungsmittel sättigen gut und sind außerdem reich an Vitaminen, Mineral- und Ballaststoffen.

!

Je langsamer Kohlenhydrate vom Darm ins Blut gelangen, desto größer ist die Entlastung des Stoffwechsels.

Kohlenhydratreiche Lebensmittel

KOMPLEX	ISOLIERT
Vollkornbrot, Vollkornbrötchen	Weißbrot, Brötchen
Vollkornnudeln	helle Nudeln
Vollkornreis, Naturreis	heller Reis
Hafervollkornflocken, Müsli	Cornflakes
Kartoffeln mit Schale	Fast Food
Obst, Trockenobst	Süßigkeiten, Kuchen, Kekse, Schokolade
Gemüse	Haushaltszucker, gezuckerte Getränke
Vollkorngebäck	Weißmehl, Weißmehlprodukte

Ballaststoffe – gute Kohlenhydrate

Ballaststoffe kommen ausschließlich in pflanzlichen Lebensmitteln vor. Sie sind wichtig für unsere Darmbakterien. Sie bringen aber nicht nur den Darm auf Trab, sondern sorgen auch für ein langes Sättigungsgefühl nach dem Essen – das hilft beim Abnehmen! Hinzu kommt, dass sie den Blutzuckerspiegel nur langsam

!

Ballaststoffe bringen den Darm auf Trab und sorgen für ein langes Sättigungsgefühl nach dem Essen.

ansteigen lassen, Blutzuckerspitzen reduzieren und außerdem dabei helfen können, den Blutcholesterinspiegel zu senken.

Ballaststoffe sind vor allem in der Schale unserer Lebensmittel enthalten. Wer also Obst, Getreide und Gemüse schält, entfernt dadurch die Ballaststoffe. Besonders ballaststoffreiche Lebensmittel sind Vollkorngetreideprodukte, einige Obst- und Gemüsesorten, Hülsenfrüchte, Nüsse und Weizenkleie, Haferkleie, Chiasamen, geschrotete Leinsamen oder Weizenkleie. Greifen Sie deshalb bei all diesen Produkten zu – am besten in Kombination mit Milchprodukten und Fett. Pro Tag sollten Sie mit der Nahrung 30 g Ballaststoffe aufnehmen. In der folgenden Tabelle finden Sie besonders ballaststoffreiche Lebensmittel.

Ballaststoffreiche Lebensmittel

LEBENSMITTEL	g/100 g
Rosenkohl	4,4
Vollkornbrötchen	5,3
Mehrkornbrot	5,5–9
Roggenvollkornbrot	6,5–9
Erdnüsse	8
Kichererbsen	9,5
Apfel, getrocknet	10,7
Artischocke	10,8
Weizen-/Hafer-/Gerstenflocken	11
getrocknete Pfirsiche	11,7
Topinambur	12,1
Vollkornweizenmehl Typ 1700	11,7
getrocknete Birnen	13,5
Roggenvollkornmehl Typ 1800	13,9

LEBENSMITTEL	g/100 g
Mandeln mit Schale	14
Vollkorn-Knäckebrot	14
Früchtebrot	14
Kichererbsen	15,5
Erbsen	16,6
Linsen	17
getrocknete Aprikosen	17,3
Kleieflocken	18
Schwarzwurzel	18,3
getrocknete Pflaumen	18,8
Sojabohnen/-fleisch	22
weiße Bohnen	23,2
Kokosraspeln	24
Chiasamen	34,4
Leinsamen	35
Weizenkleie	45,1

Eiweiß – wichtiger Baustoff für die Zellen

Über Eiweiß haben Sie schon eine ganze Menge erfahren: Eiweiß sättigt gut und nachhaltig, das ist sehr nützlich, wenn Sie abnehmen, aber auch Muskeln aufbauen möchten. Außerdem ist Eiweiß wichtig für die Produktion von Hormonen, Botenstoffen, Enzymen und den Aufbau von Körpergewebe. Die Empfehlung, 20–25 % der täglichen Gesamtenergie aus Eiweiß zu beziehen, gilt, wenn keine Anzeichen auf eine Schädigung der Nieren vorliegen. Sollte bei Ihnen eine Nierenerkrankung vorliegen, besprechen Sie bitte mit Ihrem Arzt, welche Eiweißmenge für Sie geeignet ist.

Doch Proteine sind nicht gleich Proteine! Die Qualität des Eiweißes in der Nahrung, die als „biologische Wertigkeit" bezeichnet wird, ist entscheidend. Sie gibt an, wie viel Gramm Körperprotein aus 100 g Nahrungsprotein gewonnen werden kann. Dabei gilt: Je höher die biologische Wertigkeit eines Nahrungsproteins ist, umso geringer ist die benötigte Proteinmenge. Dabei spielt die Zusammensetzung der Aminosäuren, aber auch die Verdaulichkeit der Nahrungsproteine eine wichtige Rolle. In der Regel haben tierische Proteine eine höhere biologische Wertigkeit als pflanzliche. Jedoch können sich Nahrungsproteine in ihrer biologischen Wertigkeit ergänzen. Das bedeutet: Zwei einzeln betrachtete Nahrungsproteine mit jeweils geringer biologischer Wertigkeit ergeben, wenn man sie zusammen verzehrt, gemeinsam eine höhere biologische Wertigkeit. Gute Beispiele dafür sind Getreideerzeugnisse mit einem Milchprodukt, Kartoffeln mit Ei oder Hülsenfrüchte mit Getreideerzeugnissen.

!

Je höher die biologische Wertigkeit eines Nahrungsproteins ist, umso geringer ist die benötigte Proteinmenge.

Für Ihre tägliche Ernährung heißt das: Pflanzliche Proteine aus Kartoffeln, Hülsenfrüchten und Getreide in Kombination mit tierischen Proteinen sorgen für eine gute Proteinversorgung Ihres Körpers, ebenso reine pflanzliche Kombinationen wie Hülsenfrüchte mit Getreide, Tofu mit Kartoffeln oder Haferflocken mit Sojamilch.

Eiweißreiche Lebensmittel sind Fisch, mageres Fleisch und Schinken, Eier, fettarme Milchprodukte, vor allem Quark und Käse, Hülsenfrüchte wie Linsen, Erbsen, Bohnen sowie Soja, Gemüse, Getreide, Kartoffeln und Nüsse (Achtung fettreich). Sauermilchprodukte wie Quark, Joghurt, Buttermilch und Kefir sind nicht nur sättigend, sondern auch gute Eiweißlieferanten. Nicht zuletzt sind sie super für unsere Darmflora. Essen Sie ca. 200 g Joghurt, Kefir oder Quark und eine Scheibe Käse pro Tag. Übrigens: Milch ist kein kalorienfreies Getränk, sondern eine Mahlzeit, also genießen Sie z. B. Milch im Kaffee, im Müsli oder mal ein Glas als Zwischenmahlzeit.

Fett – Energiereserve und Schutz für den Körper

Fett war lange Zeit verpönt, doch heute wissen wir: Fett ist ein wichtiger Nährstoff, denn es enthält lebensnotwendige Fettsäuren, die unser Körper braucht, um beispielsweise Hormone und Zellwände aufzubauen. Fett versorgt uns auch mit den fettlöslichen Vitaminen A, D, E und K. Außerdem schützt Fett unsere Organe wie ein Polster vor Verletzungen. Nebenbei ist es ein wichtiger Träger von Aroma- und Geschmacksstoffen. Darüber hinaus sättigt Fett sehr gut und nachhaltig. So fand man heraus, dass der menschliche Körper über Sensoren z. B. in der Leber verfügt, die die Verstoffwechslung von Fettsäuren registrieren. Dies signalisiert dem Gehirn, dass Energie verfügbar ist, woraufhin der Appetit nachlässt.

Soweit die gute Nachricht. Wenn Sie jedoch übergewichtig sind, sollten Sie trotzdem versuchen, weniger Fett zu sich zu nehmen. Denn 1 g Fett enthält mehr als doppelt so viele Kalorien wie Kohlenhydrate und Eiweiß. Grundsätzlich sollte Fett nur ca. 30 %, höchstens 35 % der Gesamtkalorien ausmachen. Sie sollten sowohl tierische als auch pflanzliche Fette aufnehmen.

Leider essen die Deutschen laut der nationalen Verzehrstudie (und auch nach meinen eigenen Ernährungsprotokollanalysen) viel zu viel tierische und damit gesättigte Fettsäuren und zu wenig pflanzliche, ungesättigte Fettsäuren. Denn in vielen Köpfen ist noch das alte Vorurteil „Fett macht fett“ verankert. In tierischen Lebensmitteln sind die Fette im Vergleich zu den pflanzlichen Ölen nicht so eindeutig sichtbar. Dennoch sind sie in Wurst, Käse, Fleisch und Eiern versteckt, aber auch in Kuchen und Fertigprodukten. Doch wie immer macht es die Dosis. Und ein Zuviel an gesättigten Fettsäuren wird bevorzugt in den Problemzonen eingespeichert.

!

Ein Zuviel an gesättigten Fettsäuren wird bevorzugt in den Problemzonen eingespeichert.

Die Deutsche Gesellschaft für Ernährung empfiehlt folgende Zusammensetzung der Gesamtfettmenge:

- unter 10 % aus gesättigten Fettsäuren (hauptsächlich in tierischen Fetten wie Fleisch, Wurst, Milch und Milchprodukten, aber auch in pflanzlichen Fetten wie Kokos- und Palmfett)
- über 10 % aus der einfach ungesättigten Fettsäure Omega 9 (z. B. Olivenöl, Rapsöl, Kürbiskernöl, Nüsse, Samen, Kerne)
- unter 10 % aus den mehrfach ungesättigten Fettsäuren Omega 3 und 6 (z. B. Fisch, Chiasamen, Hanf, Leinöl, Walnüsse, Sojaöl)

Während gesättigte Fettsäuren schnell in den Fettdepots gespeichert werden, wirken sich einfach ungesättigte Fettsäuren sowie Omega-3-Fettsäuren positiv auf die Gesundheit aus – und auch auf die Gehirnleistung!

Je nachdem wie groß wir sind, wie viel wir wiegen und welches Ziel wir haben, kann man pauschal sagen: nicht mehr als **80 g Fett pro Tag.** Diese Menge erreichen Sie, wenn Sie Folgendes essen:

- 2 Esslöffel Pflanzenöl +
- 1 Esslöffel Streichfett (Butter oder Margarine) +
- 150 g mageres Fleisch oder 200 g Fisch +
- 1 Scheibe Käse +
- 1 Scheibe magerer Schinken/Wurst +
- 1 Becher Naturjoghurt, 3,5 % Fett (150 g) +
- 1 große Tasse Milch, 3,5 % Fett (250 ml) +
- 1 Ei, gekocht oder pochiert (60 g)

Je 10 g ungesättigte Fettsäuren stecken in:

- 1 EL Rapsöl (zum Braten in der Pfanne)
- 2 EL Leinsamen, geschrotet (zum Müsli)
- 1 EL Sojaöl (zum Salat, zu Antipasti)
- 2 EL Walnüsse (über den Salat/zum Knabbern)

Checkliste Ernährungsverhalten

Nun haben Sie eine Übersicht über die Nährstoffe und die Lebensmittel, in denen sie enthalten sind. Mit der folgenden Checkliste zu Ihrem Ernährungsverhalten bekommen Sie einen schnellen Überblick, in welchen Bereichen Ihrer Ernährung es noch hapert, damit Sie sie mithilfe der Metabolic-Detox-Kur schrittweise optimieren können.

Zur Bewertung gibt es drei Möglichkeiten:
+ = genau so mache ich es täglich
– = nein, so mache ich es gar nicht
+/– = halb/halb, noch nicht ganz gut, aber auch nicht mehr ganz schlecht

	CHECKLISTE ERNÄHRUNGSVERHALTEN	+	+/–	–
1.	Fünf Portionen Frisches (zwei Hände voll Obst, drei Hände voll Gemüse, Rohkost, Salate) esse ich täglich.			
2.	Ich nehme täglich vorwiegend Vollkornprodukte zu mir, z. B. in Form von Vollkornbrot, -brötchen, -zwieback, -keksen, -knäckebrot, Müsli(-riegeln), Naturreis oder Vollkornnudeln.			
3.	Ich esse regelmäßig und habe keine Heißhungerattacken.			
4.	Ich achte beim Einkauf, bei der Zubereitung und beim Essen auf fettarme Lebensmittel und Speisen.			
5.	Ich achte beim Einkauf, bei der Zubereitung und beim Essen auf frische Lebensmittel und Speisen.			
6.	Ich genieße bewusst und lasse mir möglichst viel Zeit beim Essen.			

▶▶

CHECKLISTE ERNÄHRUNGSVERHALTEN		+	+/-	-
7.	Milchprodukte erscheinen täglich auf dem Speiseplan, z. B. Milch, Joghurt, Quark oder Käse, ggf. auch pflanzliche Alternativen.			
8.	Ich achte auf abwechslungsreiche Ernährung. Ich probiere gern neue Rezepte aus oder esse auch gern neue Gerichte im Restaurant. Ich achte auf regionale und saisonale Angebote und esse „bunt“: Grünes, Gelbes, Rotes.			
9.	Kartoffeln (nicht Pommes frites), Reis oder Nudeln sind für mich neben Gemüse Hauptbestandteil meiner Mahlzeit. Ich esse maximal drei- bis viermal pro Woche Fleisch.			
10.	Ich esse täglich hochwertige, pflanzliche Öle und fettreiche pflanzliche Lebensmittel, z. B. Avocados, Oliven, Sojaprodukte, Kerne und Nüsse.			
11.	Ich trinke täglich mindestens 1,5–2 Liter energiefreie Flüssigkeit.			
12.	Ich esse mindestens einmal die Woche Meerestiere.			
13.	Ich esse selten (drei- bis viermal pro Woche ist „+“) Fertiggerichte, außer Haus oder in der Kantine.			
14.	Süßigkeiten teile ich mir bewusst ein und verzehre sie nicht mehr als zwei- bis dreimal pro Woche.			
15.	Alkohol teile ich mir bewusst ein und trinke nicht mehr als drei bis vier Gläser Sekt, Bier oder Wein pro Woche.			

Versuchen Sie immer von einem „–“ in ein „+/–“ zu kommen oder von einem „+/–“ in ein „+“, Schritt für Schritt, mit Teilzielen, wenn nötig, über Monate und Jahre, ohne sich zu überfordern. Wenn Sie hiermit nicht alleine zurechtkommen, wenden Sie sich gern an eine Ernährungsberatungspraxis. Dort wird Ihnen bei der Umsetzung mit Tipps und weiteren Rezepten geholfen. Zertifizierte Ernährungsberater in Ihrer Gegend finden Sie unter www.vdoe.de oder Sie wenden sich an mich über meine Webseite www.katrinkleinesper.de, wo Sie auch meinen kostenlosen Newsletter abonnieren können.

Was soll ich essen?

Jetzt wissen Sie grundsätzlich Bescheid über Eiweiß, Kohlenhydrate und Fett. Doch was sollen Sie nun essen? Hier gebe ich Ihnen noch ein paar allgemeine Tipps.

Gemüse: Essen Sie drei Hände voll Gemüse täglich, am besten nach der Saison (dafür habe ich Ihnen einen Saisonkalender auf Seite 141 zusammengestellt). So nehmen Sie viele Ballaststoffe, Vitamine, Mineralstoffe und sekundäre Pflanzenstoffe auf. Für Zwischenmahlzeiten ist Gemüse perfekt – das muss auch gar nicht aufwendig sein: einfach ein paar Cherrytomaten, ein Stück Gurke (ungeschält), eine Möhre (ungeschält), und der Blutzuckerspiegel bleibt unten und der Hunger wird gestillt. Es helfen auch saure Gürkchen oder kleine eingelegte Maiskölbchen.

!

Für Zwischenmahlzeiten ist Gemüse perfekt: ein paar Cherrytomaten, ein Stück Gurke oder Möhre, und der Blutzuckerspiegel bleibt unten.

Hülsenfrüchte: Hülsenfrüchte haben getrocknet zwar mehr Kalorien als Gemüse, aber durch das Einweichen und Kochen mit viel Wasser sinkt der Kaloriengehalt wieder. Sie enthalten viel Eiweiß und Ballaststoffe. Diese Kombination macht lange satt. Ein Salat mit Kichererbsen liefert Ihnen also viele wertvolle Nährstoffe und sättigt Sie gleichzeitig gut, damit die Heißhungerattacken ausbleiben.

Obst: Von frischem Obst nach der Saison sollten Sie jeden Tag zwei Hände voll auf Ihrem Speiseplan stehen haben. Besser nehmen Sie wegen des zugesetzten Zuckers keine Obstkonserven, sondern lieber Trockenobst. Es ist besser als sein Ruf, denn es steckt zwar viel Zucker drin, aber das ist nur der natürliche Fruchtzucker. Nur bei der Menge müssen Sie hier Acht geben: Dadurch, dass das Wasser dem Obst entzogen ist, sind Trockenfrüchte kalorienreich. Optimal sind zwei oder drei getrocknete Feigen, Aprikosen oder Datteln als Zwischenmahlzeit, wenn der Heißhunger kommt. Beim Einkaufen achten Sie darauf, dass in der Zutatenliste kein Extrazucker oder Sirup angegeben ist! Es sollte nur der natürliche Fruchtzucker enthalten sein.

Nüsse: Nüsse enthalten viel Fett und sind kalorienreich, doch wie immer ist auch hier die Menge entscheidend. Nüsse machen anhaltend satt und stärken auch noch Ihre Gehirnleistung. Eine Handvoll Nüsse pro Tag ist empfehlenswert.

!

Süßen Sie Joghurt lieber selbst, um über die Menge Zucker, die hineinkommt, selbst zu entscheiden.

Milch und Milchprodukte: Naturjoghurt, Buttermilch und Kefir – setzen Sie auf pure Milchprodukte ohne Zuckerzusatz oder Fruchtgeschmack. Süßen Sie den Joghurt lieber selbst, um über die Menge Zucker, die hineinkommt, selbst zu entscheiden. Sie können auch mit Obst, Marmelade oder Roter Grütze süßen. Ob ein Milchprodukt nun fettreich oder fettarm sein sollte, entscheidet die übliche Menge, die Sie davon verzehren. Essen Sie z. B. immer einen Becher Joghurt mit 150 g pro Tag oder einen Becher mit 500 g? Dann ist der kleine Becher mit 3,8 % Fett durchaus okay. Bei einem großen Becher würde ich Ihnen eher fettarm empfehlen, gerade, wenn Sie ein paar Kilos verlieren wollen.

Das gilt im Prinzip auch für die anderen Lebensmittel. Denn so können Sie leicht den Anteil an gesättigten Fettsäuren reduzieren und den Anteil der pflanzlichen, ungesättigten Fettsäuren erhöhen, damit Sie ein besseres Verhältnis der Fettsäuren hinbekommen, aber nicht noch mehr Kalorien aufnehmen. Übrigens: Milch ist kein Getränk: Auch wenn wir sie trinken, sollten wir sie als Lebensmittel betrachten, denn sie liefert Kalorien. Bei Käse greifen Sie zu Hart- und Schnittkäse, Feta und Mozzarella bis maximal 45 % Fett i. Tr.

- **Fettarme Milch und Milchprodukte:** Milch 1,5 % Fett, Magerquark, Kefir, Milch, Dickmilch 1,5 % Fett, Buttermilch, Molke, Magermilchjoghurt, saure Sahne. Einen Ersatz bietet Sojacreme, auch unter dem Namen „Soja Cuisine" bekannt.
- **Fettarmer Käse:** Zur Gewichtsreduktion wählen Sie leckere und würzige fettarme Hart- und Schnittkäsesorten (weniger als 30 % Fett i. Tr. oder nicht mehr als 15 g Fett absolut pro 100 g): z. B. Cantenaar, Westlite Pikant, Gudbrandsdalen, Höhlenkäse light, Fitness Rebell, Tilsiter, Fol Epi, Jens Langkniv, Parmesan.
- **Sauermilchkäse:** Korbkäse, Harzer Käse (Harzer Roller), Kochkäse

Fleisch, Fisch, Geflügel und Eier: Fleisch und Geflügel essen Sie zwei- bis maximal dreimal pro Woche. Beim Fisch darf es auch gern mal etwas Regionales sein, z. B. Forelle oder Karpfen. Fette Seefische wie Hering, Matjes, Lachs, Makrele, Heilbutt oder Sardine enthalten wiederum wichtige Omega-3-Fettsäuren und Jod, deshalb sollten Sie diese Fische zweimal pro Woche auf den Tisch bringen. Wenn Sie keine Fettstoffwechselstörung haben, ist das Cholesterin aus tierischen Lebensmitteln kein Problem für Sie. Damit erübrigt sich auch die Empfehlung, Eier zu reduzieren. Sie müssen nur auf das Verhältnis von tierischen und pflanzlichen Fetten achten, denn ein Zuviel an tierischen und damit gesättigten Fettsäuren ist nicht optimal. Der Mix aus gesättigten und pflanzlichen, ungesättigten Fettsäuren sorgt für einen aktiven Stoffwechsel.

- **Fettarmes Fleisch:** Rumpsteak, Tatar, Schnitzel, Filet, Hüftsteak, Hähnchen-/Putenbrust, Gulasch mager, Rouladen, Medaillons, Leber
- **Wurst:** Im Vergleich zu Fleisch hat Wurst in der Regel eine höhere Energiedichte (von Filet und Steaks abgesehen) und enthält zusätzlich noch viel Salz und Zusatzstoffe wie Geschmacksverstärker, Aromen und Konservierungsstoffe. So hat 200 g Rindergulasch rund 380 Kalorien, 200 g Fleischsalat dagegen etwa 620 Kalorien plus einen hohen Salzgehalt und diverse Zusatzstoffe. Lassen Sie lieber die Finger davon!
- **Fettarme Wurst:** Sülzen, Bierschinken, Roh- und Kochschinken, geräucherter Schinken, Lachsschinken, Putenbrust, Geflügelwurst, Kasseler, Roastbeef, Corned Beef, Bündner Fleisch

Speisefett: Ein wenig Butter oder Frischkäse unter der Marmelade, dem Käse oder der Wurst ist völlig okay. Beim Öl wechseln Sie ab, z. B. zwischen Raps-, Lein-, Walnuss- und Sojaöl. Raps- und Sojaöl ist gut zum Braten, die anderen Öle sind nur für kalte Zubereitungen geeignet. Vor allem native, also kaltgepresste Sorten sind eine sehr gute Prophylaxe bei Herz-Kreislauf-Erkrankungen. Wenn Sie etwas sehr heiß anbraten wollen (z. B. ein Steak) oder etwas frittieren möchten, nehmen Sie dazu am besten Butterschmalz, Palmfett oder Kokosfett. Deren hoher Anteil an gesättigten Fettsäuren lässt bei hohen Temperaturen weniger Transfette entstehen, die es sich in den Arterienwänden bequem machen könnten.

Getreideprodukte und Backwaren: Bevorzugen Sie grundsätzlich Vollkornprodukte, ob bei Brot, Brötchen, Kuchen, Keksen, Reis oder Nudeln. Fragen Sie beim Bäcker nach, wie viel Vollkornmehl und Vollkornschrot im Brotteig enthalten ist – am besten sollten es 100 % sein. Im Vollkornbrot sollte ein Mix aus Vollkornmehl und Vollkornschrot enthalten sein, am besten ohne Zucker-, Sirup- oder Honigzusatz. Amarant, Quinoa und Getreideflocken aus Hafer und Dinkel sind in der Kombination mit Milchprodukten ideal.

Übrigens: Cornflakes und Honig- bzw. Schokoflocken sind kein Müsli, sondern Süßigkeiten und erhöhen schon beim Frühstück massiv den Blutzuckerspiegel. Spätestens nach einer Stunde haben Sie wieder Hunger! Finden Sie eine Basis-Müslimischung, die ausschließlich Vollkornflocken und keine Süßungsmittel in Form von Zucker, Sirup, Dicksäften oder Honig enthält. Dann können Sie die Mischung für den Geschmack mit ein oder zwei Esslöffeln eines Schokomüslis oder einer Crunchy-Mischung süßen, aber nicht als Basis. Sonst haben Sie nur eine versteckte Zuckerzufuhr, die für die nächste Heißhungerattacke sorgt.

!

Cornflakes und Honig- bzw. Schokoflocken sind kein Müsli, sondern Süßigkeiten!

Optimale Zwischenmahlzeiten

Obst ist eine ideale Zwischenmahlzeit. Aber es gibt auch andere Möglichkeiten. Denn um geistig fit und leistungsfähig zu bleiben, brauchen wir einen Mix aus hochwertigen Proteinen und Fetten, z. B. in Form von Nüssen und Quark oder Naturjoghurt. Für den kleinen Hunger zwischendurch mischen Sie also gern ein Drittel Obst mit zwei Dritteln Quark oder Joghurt oder Sie essen einfach eine Handvoll Nüsse oder Studentenfutter.

Fettarmes Naschen ist übrigens auch gut: Es lässt zwar den Blutzuckerspiegel steigen, reduziert aber die Kalorienzufuhr um ca. die Hälfte, weil Zucker nur vier Kalorien pro Gramm hat und Fett neun Kalorien pro Gramm. Löffelbiskuits, Milcheis, Russisch Brot, Vollkornmüslikekse, Milky Way (fettärmster Schokoriegel), Duplo, Lakritz, Gummibärchen, Fruchteis, Wassereis, Bonbons, Popcorn, Salzstangen, Grissini, Reisgebäck gehören zu den fettärmeren Snacks, sie sollten aber die Ausnahme bleiben.

Der Energiebedarf

Das Gewicht folgt im Grundsatz einer denkbar einfachen Rechnung: Wenn Sie genau so viele Kalorien aufnehmen, wie Sie täglich verbrennen, wird Ihr Gewicht stabil bleiben. Mit dieser Rechnung gehen jedoch ein paar Fragen einher, die etwas schwerer zu beantworten sind, allen voran: Wie viel Kalorien brauche ich überhaupt? Denn nur wenn ich weiß, was ich täglich an Kalorien, auch Energiebedarf genannt, benötige, kann ich abschätzen, ob ich mehr oder weniger Kalorien aufnehme als nötig.

Der Gesamtenergiebedarf setzt sich aus Grundumsatz und Leistungsumsatz zusammen. Grundlage dieser Rechnung ist zunächst die einfache Formel:

Grundumsatz × Leistungsumsatz = Gesamtenergiebedarf

Dabei beschreibt der **Grundumsatz** die Energiemenge, die der Körper bei völliger Ruhe und gleichbleibender Umgebungstemperatur benötigt, um lebensnotwendige Funktionen wie Atmung, Stoffwechsel, Kreislauf und Körpertemperatur aufrechtzuerhalten. Individuelle Faktoren wie Körperbau, Gewicht, Größe, Alter und Geschlecht beeinflussen ebenfalls den Grundumsatz. Muskeln verbrauchen dabei mehr Energie als Fett, und da Männer durchschnittlich mehr Muskelmasse und weniger Fettgewebe als Frauen besitzen, ist ihr Grundumsatz etwas höher. Das heißt aber auch: Vergrößern Sie Ihre Muskelmasse, z. B. durch Sport, erhöht sich dadurch automatisch auch Ihr Grundumsatz.

!

Vergrößern Sie Ihre Muskelmasse, erhöht sich dadurch automatisch auch Ihr Grundumsatz.

Zur Berechnung des Grundumsatzes eines Menschen existieren verschiedene Formeln. Eine etwas kompliziertere, aber dafür genaue ist die Harris-Benedict-Formel. Greifen Sie zum Taschenrechner und rechnen Sie mit! Wenn Sie abnehmen möchten, geben Sie beim Körpergewicht bitte Ihr Zielgewicht ein.

Männer: Grundumsatz = 66,46 + (13,75 × Körpergewicht in kg) + (5 × Körpergröße in cm) – (6,76 × Alter)

Frauen: Grundumsatz = 655,1 + (9,6 × Körpergewicht in kg) + (1,85 × Körpergröße in cm) – (4,68 × Alter)

Beispiel: Wenn Sie 65 kg wiegen, 1,70 cm groß und 44 Jahre alt sind, ergibt sich: 655,1 + (9,6 x 65) + (1,85 x 170) – (4,68 x 44) = Grundumsatz von 1387,68 Kalorien pro Tag

Der **Leistungsumsatz** beschreibt die Energie, die Ihr Körper über den Grundumsatz hinaus verbraucht. Insbesondere körperliche Aktivität steigert den Leistungsumsatz erheblich. Er wird mithilfe der sogenannten PAL-Werte („Physical Activity Level") ermittelt. Diese Kennzahlen benennen, wie viel sich ein Mensch am Tag bewegt, und geben eine grobe Einschätzung, wie viele Kalorien dabei verbrannt werden. In der folgenden Tabelle können Sie nachlesen, welcher PAL-Wert für Sie zutrifft.

PAL-WERT	TÄTIGKEIT
0,95	schlafen
1,2	nur sitzen oder liegen, z. B. alte, gebrechliche Menschen
1,4–1,5	fast ausschließlich sitzen, z. B. Schreibtischtätigkeit, wenig Freizeitaktivitäten
1,6–1,7	überwiegend sitzen, mit zeitweilig gehender oder stehender Tätigkeit, z. B. Kraftfahrer, Studenten, Laborantinnen
1,8–1,9	überwiegend stehende oder gehende Tätigkeit, z. B. Verkäuferinnen, Kellner, Handwerker, Hausfrauen
2,0–2,4	körperlich anstrengende berufliche Tätigkeit, z. B. Paketfahrerinnen, Landwirte, Hochleistungssportler

Damit sind wir wieder bei der oben aufgeführten Formel angekommen. Zur Berechnung Ihres Energiebedarfs multiplizieren Sie Ihren Grundumsatz mit Ihrem jeweiligen PAL-Wert:

Grundumsatz × Leistungsumsatz (PAL-Wert) = Gesamtenergiebedarf

Wenn Sie beispielsweise einen PAL-Wert von 1,6 haben, bedeutet das: 1387,68 x 1,6 = Gesamtenergiebedarf von 2220,29 Kalorien pro Tag.

Wenn Sie mitgerechnet haben, kennen Sie nun Ihren individuellen täglichen Energiebedarf!

Um mit dieser Zahl etwas anfangen zu können, müssten Sie nun eigentlich Kalorien zählen oder, moderner gesprochen, ihr Essen „tracken". Klar ist: Wer zu viel wiegt, isst zu viel und bewegt sich zu wenig. Ernährungsprotokolle führen macht in der Regel aber keinen Spaß, und bei der Metabolic-Detox-Kur ist das auch nicht nötig. Trotzdem glauben viele von uns immer noch, dass es ohne Kalorienzählen nicht geht. Doch das ist genauso falsch wie die Meinung, dass Fette fett machen und Diäten beim Abnehmen helfen. Vergessen Sie alle Zahlen. Es geht vielmehr um Ihr Körpergefühl: Lernen Sie wieder zu spüren, was Ihnen wirklich guttut. Wann sind Sie satt? Wann ist es genug, wann haben Sie Hunger, wann nur Appetit? Um das zu lernen, machen Sie diese Metabolic-Detox-Kur: Sie drücken den Reset-Knopf und starten den Körper neu.

!

Es geht um Ihr Körpergefühl: Lernen Sie wieder zu spüren, was Ihnen wirklich guttut.

Die Energiedichte

Sie kennen nun also Ihren Gesamtenergiebedarf, der angibt, wie viel Kalorien Sie jeden Tag zu sich nehmen sollten, damit Sie Ihr Gewicht halten und sich wohlfühlen. Kalorien alleine machen uns aber nicht satt, und hier kommt die Energiedichte von Lebensmitteln ins Spiel. In Studien wurde gezeigt, dass für die Sättigung entscheidend ist, welche Mengen wir insgesamt essen – nicht die Anzahl der Kalorien der Lebensmittel. Sie wissen ja selbst, dass Sie nach einem Teller Gemüse satt sind, nach einem Stück Schokolade aber nicht. Nicht weniger, sondern anders essen ist der Plan. Dafür haben Sie mit der Metabolic-Detox-Kur einen super Start!

Als Energiedichte eines Lebensmittels wird sein Energie- bzw. Kaloriengehalt pro Gewichtseinheit bezeichnet. Wie viel Energie Lebensmittel und Speisen enthalten, hängt maßgeblich von ihrem Wasser- und Fettgehalt ab. So haben Lebensmittel, die viel Wasser und/oder Ballaststoffe enthalten, in der Regel eine geringe Energiedichte – siehe Gemüse. Lebensmittel, die viel Fett enthalten, haben eine hohe Energiedichte – siehe Schokolade.

Wir wissen nun also: Wenn wir uns satt essen wollen, sollten wir aktiv darauf achten, Lebensmittel mit einer geringen Energiedichte zu uns zu nehmen. Wir fühlen uns dann nämlich trotzdem „voll", haben aber auf eine ganze Menge an Kalorien verzichtet. Auf diesem Prinzip basierend lassen sich unsere Lebensmittel in drei Energie-Gruppen einteilen:

- Lebensmittel mit einer Dichte unter 1,5 Kalorien pro Gramm (z. B. Gemüse, Obst, Fisch, Magerquark, fettarmer Käse)
- Lebensmittel mit einer Dichte zwischen 1,5 und 2,4 Kalorien pro Gramm (z. B. Vollkornbrot, mageres Fleisch, Käse bis 20 % Fett)
- Lebensmittel mit einer Dichte über 2,4 Kalorien pro Gramm (z. B. Weißbrot, Toast, paniertes Fleisch, Wurst, Süßigkeiten, Alkohol)

Und jetzt heißt es: So viel wie möglich aus der ersten Gruppe essen und so wenig wie möglich aus der letzten. Das Wissen um die Bedeutung der Energiedichte von Lebensmitteln hilft uns dabei, nährstoffreichere Lebensmittel auszuwählen, um uns mit allen Vitaminen, Mineralstoffen und Spurenelementen zu versorgen und satt zu essen. Auf diese Weise müssen Sie dann auch keine Kalorien zählen!

!

Nicht weniger, sondern anders essen ist der Plan. Um das zu lernen, machen Sie diese Metabolic-Detox-Kur.

Wie viel dürfen Sie wiegen?

Sehen wir uns an dieser Stelle kurz an, wo Sie Ihr aktuelles Gewicht einordnen können – und eventuell, welches Gewicht für Sie erstrebenswert sein könnte. Denn mit der Metabolic-Detox-Kur haben Sie einen sehr guten Grundstein dafür gelegt, in Zukunft das eine oder andere Kilo loszuwerden und Ihrer Gesundheit sehr viel Gutes zu tun.

!

Der Body-Mass-Index (BMI) ist die am meisten verbreitete Methode, das Körpergewicht zu kategorisieren.

Es gibt verschiedene Möglichkeiten, das Körpergewicht eines Menschen zu kategorisieren. Am weitesten verbreitet ist der Body-Mass-Index (BMI), der in den Erhebungen der Weltgesundheitsorganisation WHO verwendet wird, um die Entwicklung von Übergewicht zu messen. Bei der Berechnung des BMI wird das Körpergewicht in Bezug zur Körpergröße gesetzt. Zur Berechnung wird dabei folgende Formel verwendet:

Gewicht in kg : (Körpergröße in m)^2 = BMI

Beispiel: 73 kg : (1,75 m)^2 = 23,8 BMI

BMI-Klassifizierung der WHO

KATEGORIE	BMI (kg/m²)
starkes Untergewicht	< 16,0
mäßiges Untergewicht	16,0–16,9
leichtes Untergewicht	17,0–18,4
Normalgewicht	18,5–24,9
leichtes Übergewicht	25,0–29,9
Adipositas Grad I	30,0–34,9
Adipositas Grad II	35,0–39,9
Adipositas Grad III	≥ 40,0

In der Praxis ist außer dem BMI auch die Fettverteilung im Körper wichtig. Das Fett, das sich vor allem um den Bauch sammelt, ist stoffwechselaktiver, das heißt, es begünstigt besonders das Risiko für Herz-Kreislauf-Erkrankungen und die Entwicklung von Stoffwechselstörungen wie Diabetes mellitus oder erhöhte Cholesterinwerte im Blut. In Arztpraxen wird auch noch der Blutzucker, der Blutdruck, die Blutfettwerte und der Taillenumfang berücksichtigt, um zu bewerten, ob ein sogenanntes metabolisches Syndrom vorliegt, das heißt, ob mehrere Risikofaktoren für Herz-Kreislauf-Erkrankungen und Diabetes zusammentreffen.

Gerade im Bereich von BMI-Werten zwischen 25 und 30 kommt es stark darauf an, wie viel Muskelmasse vorhanden ist und wie viel Fettmasse. So kann es sein, dass ein durchtrainierter Boxer mit geringer Größe einen erhöhten BMI hat, obwohl er nur wenig Fett mit sich herumschleppt. Sein Gewicht resultiert aus der Muskelmasse. Im Großteil der Fälle stellt der BMI aber einen akzeptablen Richtwert dar, nur bei Sportlern – hoher Muskelanteil, wenig Fett – und bei sehr großen und sehr kleinen Menschen kommt er nicht gut hin.

Insbesondere wenn es um die Gesundheit geht, ist der BMI alleine nicht aussagekräftig. So zeigen Studien, dass ein BMI zwischen 25 und 30 – also leichtes Übergewicht – keinen signifikanten Einfluss auf die Lebenserwartung und verschiedene Erkrankungen hat. Gesundheitlich bedeutsam wird ein solches Übergewicht jedoch dann, wenn zugleich andere Erkrankungen bestehen, z. B. Diabetes. Ein BMI über 30 wirkt sich allerdings negativ auf die Gesundheit aus. Ab einem BMI über 30 wird Ernährungsberatung von Krankenkassen unterstützt, wenn Sie eine Überweisung von Ihrem Arzt bekommen.

!

Insbesondere wenn es um die Gesundheit geht, ist der BMI alleine nicht aussagekräftig.

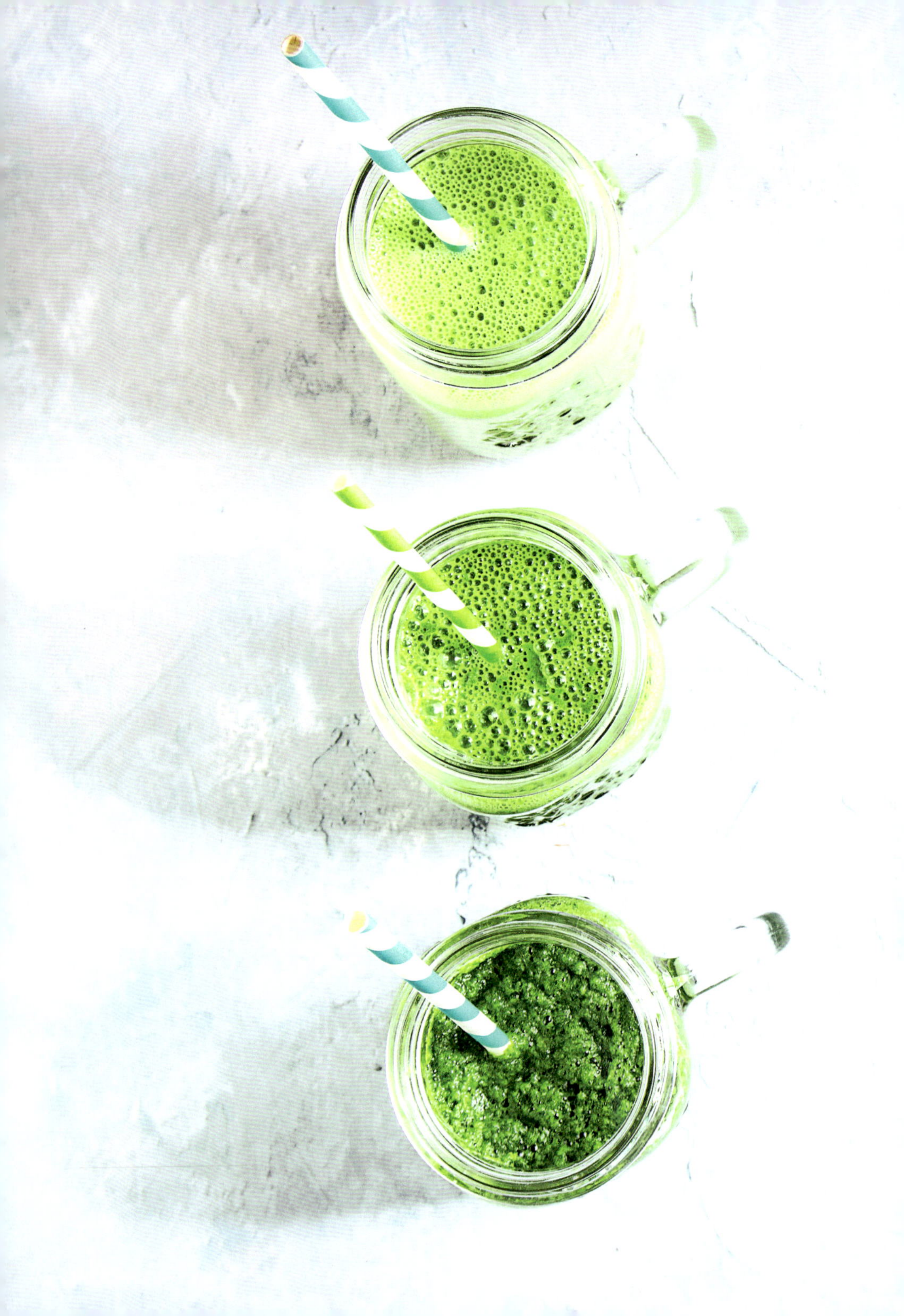

DIE 30-TAGE-CHALLENGE: DIE METABOLIC-DETOX-KUR

Jetzt haben Sie viel über die Vorzüge der Metabolic-Detox-Kur und eine optimale individuelle Ernährung gelesen – nun können Sie loslegen! 30 Tage sind eine überschaubare Zeit, in der Sie Ihr Ernährungsverhalten langfristig ändern können. Hier erfahren Sie, wie Sie nun endlich starten können: Wie sehen die Mahlzeiten aus, was müssen Sie dafür einkaufen und vieles mehr.

Das Mahlzeitenkonzept

Es gibt die verschiedensten Ernährungsempfehlungen, was zu welcher Tageszeit wie gegessen werden soll – mit den unterschiedlichsten Zielen: viele Kohlenhydrate + wenig Fett oder wenig Kohlenhydrate + viel Fett und so weiter und so fort. Jeder Mensch ist individuell und mit einem bestimmten Körper- und Stoffwechseltyp geboren, hat seine Ernährungsgewohnheiten und unterschiedliche Ziele und Wünsche. Deshalb gebe ich Ihnen mit diesem Buch eine Richtlinie, was meiner Erfahrung nach am besten funktioniert.

So sieht der Tag für Sie aus:

- ein **Frühstück** mit komplexen Kohlenhydraten zum energiegeladenen Start in den Tag
- ein **Shake als Mittagessen**, um sich mit einer nährstoffreichen Mahlzeit zu versorgen
- ein **Low-Carb-Abendessen**, weil Einfachzucker am Abend die Fettverbrennung in der Nacht hemmen und hier noch mal viel Eiweiß und Vitamine für die Regeneration getankt werden

So sieht das im Einzelnen aus:

Für das **Frühstück** gibt es herzhafte und süße Rezepte für alle Geschmäcker. Hier sind für den Start in den neuen Tag komplexe Kohlenhydrate erwünscht. Sie enthalten viele wertvolle Nährstoffe für die Detox- und Metabolic-Phase, um zu entgiften und den Stoffwechsel anzuregen: z. B. Vitamine, Mineralstoffe, Spurenelemente und Ballaststoffe. Die Ballaststoffe machen lange satt und schützen vor Heißhungerattacken.

Mittags gibt es ein Shake. Es sättigt optimal und hat keine Müdigkeit zur Folge. Wenn Sie Bedenken haben, ob so ein Drink als Mahlzeit ausreicht: Ja! Und er schmeckt noch lecker dazu. Ich habe die Shake-Rezepte selbst entwickelt und auch an Arbeitstagen getestet. Mit den Shakes haben Sie eine hochwertige, nährstoffreiche Mahlzeit, die gut vorzubereiten ist, sich hervorragend transportieren lässt und einfach zu verzehren ist. Keine Ausrede mehr, doch schnell zum Metzger um die Ecke zu gehen – leider!

Die Rezepte für das **Abendessen** sind auf Low Carb ausgerichtet. Von kalten Mahlzeiten über Suppen und Salate bis zu warmen Hauptgerichten haben Sie eine große Auswahl. Sie können aber auch gern tauschen: Wenn Ihnen eine Mahlzeit mittags wichtig ist, trinken Sie das Shake einfach am Abend.

! Mit den Shakes haben Sie eine hochwertige, nährstoffreiche Mahlzeit, die gut vorzubereiten ist.

Wie genau isst man anders als sonst?

- 30 Tage lang ernähren Sie sich nach meinen Ernährungsplänen und müssen selber nicht denken: „Was koche ich morgen?“ Das bringt Ihnen Sicherheit und ganz viele tolle neue Rezepte in Ihr Repertoire.
- Wichtig ist, dass Sie regelmäßige Mahlzeiten zu sich nehmen. Am besten drei Mahlzeiten pro Tag, aber auch Snacks zwischendurch sind super, wenn Sie dadurch Heißhungerattacken vermeiden. Essen Sie dann ruhig vier bis fünf Mahlzeiten am Tag. Wenn Sie es allerdings ohne Stress schaffen, sich auf drei Mahlzeiten einzupendeln, ist das optimal, weil so nicht ständig Insulin ausgeschüttet wird. Sie erinnern sich: Zu viel Insulin hemmt die Fettverbrennung. Andererseits: Wenn Sie versuchen, sich krampfhaft auf drei Mahlzeiten zu zwingen und der Heißhunger kommt und Sie ihm nachgeben, sollten Sie lieber kontrolliert einen nährstoffreichen Snack essen als zu Süßigkeiten greifen.
- Hören Sie auf zu essen, wenn Sie satt sind, auch wenn Sie das bei Ihren Eltern anders gelernt haben!
- In den 10 Tagen Detox-Phase essen Sie vegan, kein Getreide und lassen sämtliche Genussmittel weg.
- In den 20 Tagen Metabolic-Phase ist es wieder etwas lockerer. Hier sind tierische Lebensmittel und Getreide im Plan. Halten Sie sich an die Rezepte- und Snackempfehlungen und Sie wer-

den staunen, was Sie körperlich und mental für Unterschiede spüren werden.

- Trinken Sie täglich mindestens 1,5 Liter energiefreie Flüssigkeit.
- In den Rezepten befinden sich einige Superfoods. Das sind äußerst nährstoffreiche Nahrungsmittel, vollgepackt mit Vitaminen, Mineralien, Spurenelementen, Ballaststoffen und Antioxidantien. Genau das, was wir benötigen: viele Powernährstoffe, konzentriert mit wenigen Kalorien verbunden, also einer hohen Nährstoffdichte. Sie heizen dem Stoffwechsel ordentlich ein und helfen dem Körper, fleißig zu arbeiten. Eine Übersicht über Superfoods und ihre Wirkweise finden Sie auf Seite 145.

Tipps für die Küche

Lassen Sie sich auf die neuen Rezepte, Zutaten und den Mahlzeiten-Rhythmus für diese 30 Tage ein – viele Anregungen, Tipps und leckere Rezepte werden Sie später sicherlich gerne in den Alltag übernehmen, um Ihr Gewicht zu halten oder sogar noch weiter zu reduzieren und fitter zu werden.

Bitte verwenden Sie während der Metabolic-Detox-Kur immer der Jahreszeit angepasste saisonale und regionale Obst- und Gemüsesorten (z. B. Erdbeeren von April bis Juli, Tomaten von Juni bis September, beides aus Deutschland) oder weichen Sie auf Tiefkühlprodukte aus. Vermeiden Sie es, frische Lebensmittel außerhalb ihrer Saison zu kaufen (etwa in den Wintermonaten keine frischen Beeren und Tomaten), denn sie haben lange Transportwege hinter sich und ihre Nährstoffdichte ist gering! Der Saisonkalender auf Seite 141 hilft Ihnen bei der Auswahl. Achten Sie auf regionale Produkte ebenso wie auf einen ökologischen Anbau („bio"), denn auch das sorgt für eine höhere Nährstoffdichte in den Lebensmitteln.

!

Verwenden Sie der Jahreszeit angepasste saisonale und regionale Obst- und Gemüsesorten.

So planen Sie Ihre Mahlzeiten zeitsparend

- Alle Rezepte sind auf eine Person ausgerichtet. Beim Hochrechnen für mehrere Personen achten Sie bitte auf die Flüssigkeiten. Verwenden Sie lieber etwas weniger und gießen Sie bei Bedarf nach.
- Die Rezepte sind größtenteils sehr schnell zubereitet. Damit sind sie gleichzeitig einfach und gelingen immer. Nur wenige Rezepte sind etwas aufwendiger, können dann aber für mehrere Mahlzeiten eingesetzt werden (z. B. Brote, Milchreis) oder sind besonders lecker – der Aufwand lohnt sich!
- Kochen Sie an einem Tag gleich zwei oder mehrere Portionen, so können Sie einen Tag mit Vorbereiten pausieren.
- Smoothies können für drei Tage vorbereitet werden, so lange halten sie im Kühlschrank. Am besten in eine dunkle Flasche luftdicht verschlossen füllen.
- Kokosflocken, Sesam, Mandeln, Pinienkerne und weitere Nüsse gleich in einer größeren Menge anrösten, dann brauchen Sie nicht für einen Teelöffel morgens die Pfanne anzuheizen. Grundsätzlich lohnt sich das Anrösten geschmacklich immer!
- Frisches Obst oder Gemüse können Sie auch durch Tiefgekühltes austauschen (bei Tomaten funktionieren auch Dosentomaten), so sparen Sie die Zeit, die Sie fürs Waschen, Schälen und Kleinschneiden benötigen.
- Bei vielen Früchten, z. B. Erdbeeren, können Sie das Grün mit in den Shake geben und sich das Putzen sparen.
- Nehmen Sie Reste von Obst und Gemüse als Snack mit, z. B. bei Mango, Papaya oder Paprika, oder verwenden es am nächsten Tag in einem anderen Rezept.
- Kaufen Sie Kardamom als Pulver oder mörsern Sie schon eine größere Menge.
- Kaufen Sie Zitronensaft als Direktsaft in einer dunklen Flasche, das spart Zeit, da Sie keine Zitronen auspressen müssen.

- Nehmen Sie bei den Sojashakes zum Abschmecken besser etwas mehr als zu wenig Zitronensaft, das macht es geschmacklich runder.
- Wenn in einem Rezept verschiedene Milchsorten verwendet werden, können Sie auch nur eine verwenden, das geht schneller und Sie haben nicht so viele Sachen angebrochen.

Nützliches Küchengerät

Diese Materialien erleichtern Ihnen die Arbeit in der Küche:

- Standmixer statt Pürierstab
- Knoblauchpresse statt Messer
- Obst- und Gemüseschneider (Küchenmaschine) statt Reibe
- Kirschentkerner statt Hände
- Entsafter
- Eierkocher
- Salatschleuder

So gelingen die Shakes

Sie benötigen am besten einen Mixer, Blender oder Smoothie-Maker, aber auch ein Pürierstab reicht aus. Im Mixer wird es feiner, cremiger und geht schneller, vor allem, wenn Sie einen Motor mit ca. 1 PS haben. Die Smoothie-Maker haben meist gleich die Flasche als Behältnis, so sparen Sie sich das Umfüllen und haben eine Sache weniger zu spülen.

!

Wenn Sie ein Shake zwei oder drei Tage lang trinken möchten, mixen Sie gleich die größere Menge an, um Zeit zu sparen.

Eventuell möchten Sie auch gern ein Shake zwei oder drei Tage lang trinken, dann mixen Sie gleich die größere Menge an, um Zeit zu sparen. Wenn Sie allerdings die Abwechslung lieben, machen Sie sich Ihre Portion jeden Tag frisch. Um den gewünschten Eiweißanteil im Rezept zu erreichen, benötigen Sie je nach Produkt 30 g Eiweißpulver. Auf den Packungen finden Sie Angaben zur Dosierung. Es kommt nicht darauf an, ob es mal fünf Gramm mehr oder weniger sind, aber die Tendenz sollte stimmen.

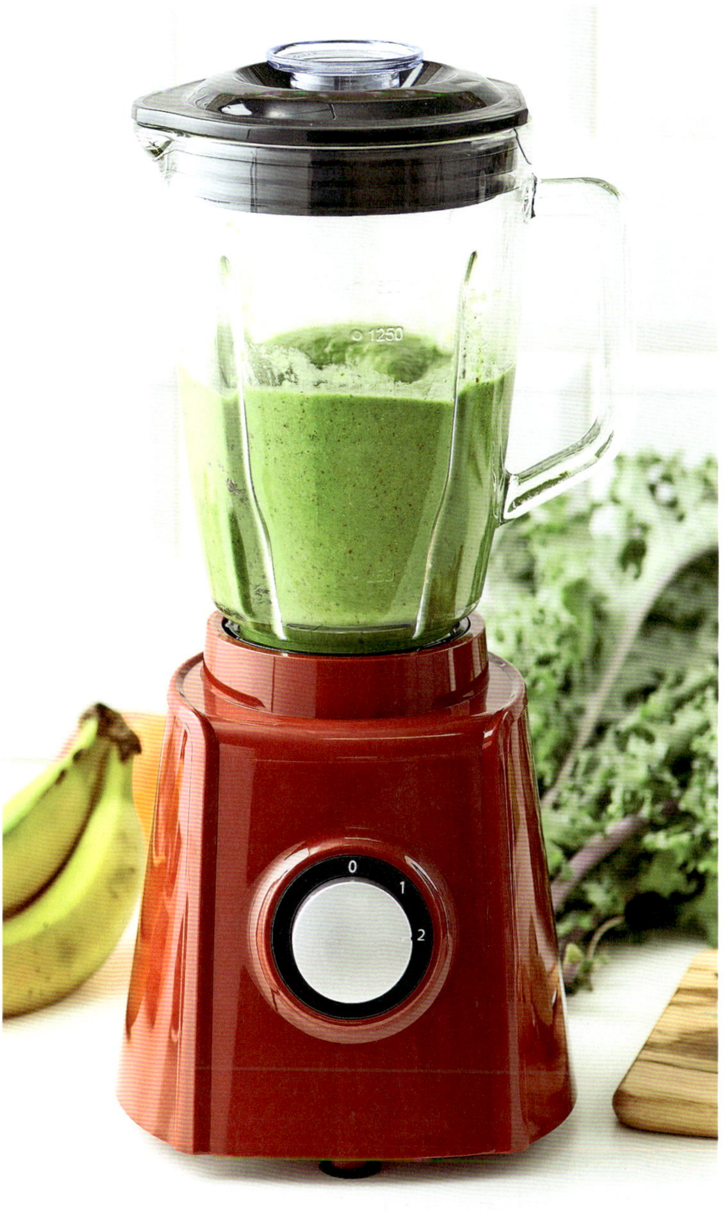

Die Smoothies gelingen Ihnen auch mit einem Pürierstab. Im Mixer werden sie aber feiner und cremiger – und es geht schneller!

Einkaufslisten

Hier habe ich für Sie Einkaufslisten für die jeweils ersten zehn Tage der beiden Phasen zusammengestellt. Es handelt sich dabei um genäherte Mengenangaben. Manches haben Sie vielleicht schon vorrätig? Bei den Nüssen, Ölen und Getränken wird Ihnen in der Detox-Phase das eine oder andere übrig bleiben – verwenden Sie es dann einfach als Snack zwischendurch (z. B. Melone), als Tee (z. B. Ingwer) oder in der Metabolic-Phase bzw. für Ihre weitere Ernährungsumstellung.

Und jetzt: Einfach abfotografieren und auf zum Einkaufen, dann können Sie morgen gleich loslegen!

Einkaufsliste Detox für 10 Tage

Mit den Lebensmitteln auf der Einkaufliste lassen sich die folgenden Gerichte zubereiten:

Frühstück

Amarantmüsli, Grüner Frühstücks-Smoothie, Papayasalat, Porridge, Pancake, Obstsalat mit Himbeerjoghurt

Mittagessen

Bananen-Mango-Shake, Honig-Nuss-Milch, Kirsch-Schoko-Milch, Spinat-Avocado-Shake, Rote-Bete-Shake, Ananas-Kokos-Shake

Abendessen

Linsenpfanne mit Paprika und Maiskölbchen, Gefüllte Avocado, Rote-Bete-Salat, Schnelle Lauchcremesuppe, Kartoffel-Kürbis-Curry mit Kokos

Snacks

Green Surprise, Erfrischender Rooibostee mit Traubensaft, Melonen-Drink mit Heidelbeeren

Obst
6 Äpfel
1 Ananas
4 reife Avocados
8 Bananen
4 Birnen
1 Schale à 125 g Heidelbeeren, frisch oder TK
4 Schalen à 125 g Himbeeren, frisch oder TK
125 g Kirschen, frisch (ca. 20 Stück) oder Schattenmorellen aus dem Glas
1 Limette
6 Mangos
1 kleine Melone
4 Orangen
1 Papaya

Gemüse
200 g Feldsalat
300 g Lauch
250 g Kartoffeln
200 g Kürbis oder Möhren
2 gelbe Paprika
500 g Rote Bete, gekocht
1 Salatgurke
500 g Spinat, frisch
2 Stangen Staudensellerie
2 Tomaten
4 kleine Zwiebeln
2 Knoblauchzehen
2 rote Chilis, frisch
1 Bund oder Päckchen Minze
1 Bund oder Päckchen Basilikum, frisch oder TK

Konserven und Hülsenfrüchte
300 g rote Linsen
1 Glas Maiskölbchen

Trockenobst und Nüsse
1 Päckchen Canihuasamen
1 Päckchen Chiasamen
1 Päckchen Leinsamen, geschrotet
1 Päckchen Gojibeeren
90 g Mango, getrocknet
1 Päckchen Haselnüsse
1 Päckchen Mandeln
1 Glas Mandel- oder Haselnussmus
1 Päckchen Rosinen
1 Handvoll Studentenfutter
1 Päckchen Walnüsse

Getreide, Mehl, Backzutaten
1 Päckchen Amarant, gepufft
1 Päckchen Backpulver
1 Paket Sojamehl
1 Glas Johannisbrotkernmehl

Süßungsmittel
1 Flasche Agavendicksaft und/oder 1 Glas Honig

Milch und Milchprodukte
1 l Kokosmilch, light
100 ml Molke (oder Soja- oder Kokosmilch, light)
500 g Sojajoghurt
2 l Sojamilch (oder 1 l Sojamilch und 1 l Reis- oder Mandelmilch)

Säfte, Getränke, Wasser
250 ml Zitronensaft (Direktsaft 100 %) oder 5 frische Zitronen
Rooibostee (ggf. Teebeutel)
500 ml Traubensaft (Direktsaft 100 %)
1 l stilles Mineralwasser
500 ml Orangensaft (Direktsaft 100 %)

Öle
1 Flasche Öl (am besten Rapsöl)

Gewürze und Kräuter
Gemüsebrühepulver
echter Kakao (Backkakao)
1 großes Stück Ingwer
Kardamompulver
Muskatnuss zum Reiben
Oregano, getrocknet
Pfeffer
Salz
1 Päckchen Bourbonvanillepulver
Zimt

Nahrungsergänzungsmittel
1 Packung (mindestens 225 g) veganes Proteinpulver, Vanille

Basis der Metabolic-Detox-Kur ist viel frisches Gemüse.

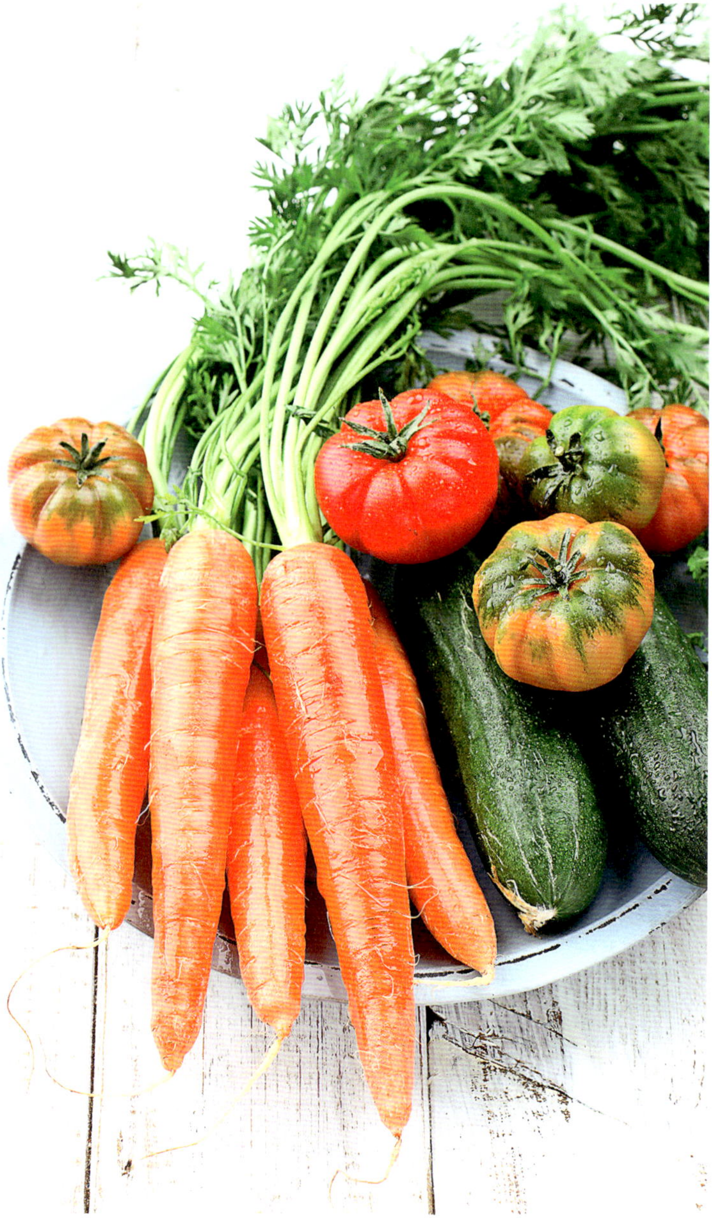

Einkaufsliste Metabolic für 10 Tage

Mit den Lebensmitteln auf der Einkaufliste lassen sich die folgenden Gerichte zubereiten:

Frühstück
Möhren-Apfel-Müsli, Orientalisches Müsli, Räucherlachs-Kanapees, Papayasalat mit Granatapfel und Vanillecreme, Wach-auf-Frühstück mit Joghurt und Beeren, Amarant-Müsli, Belegtes Brötchen mit Putenbrust und Paprika, Herzhaftes Schlank-Sandwich, Käse-Vollkornbrot mit Kresse, Knäckebrot mit Radieschenquark

Mittagessen
Beeren-Milch mit Mohn, Gurken-Kresse-Drink, Honig-Nuss-Milch, Kirsch-Schoko-Milch, Limetten-Avocado-Shake, Pikante Melonen-Milch, Rucola-Shake, Radieschen-Milch, Tomaten-Shake, Zucchini-Mango-Shake

Abendessen
Brokkoli-Curry-Suppe, Fischfrikadellen auf Möhrensalat mit Ingwer, Hähnchen-Avocado-Salat, Mexikanischer Salat mit Garnelen, Power-Salat mit Basilikum-Spinat, Gebackener Schafskäse, Rucola-Lachs-Salat, Thunfischsalat, Putengeschnetzeltes mit Tomatensalat, Fisch-Gemüse-Pfanne mit Kokosmilch

Snacks
Melonen-Drink mit Heidelbeeren, Kiwi-Pfirsich-Breezer, Vollkorn-Knäckebrot mit Avocado, Schoko-Nuss-Proteinriegel

Obst

2 Äpfel
2 Avocados
1 Banane
375 g Beeren gemischt oder Heidelbeeren, frisch oder TK
½ Granatapfel
125 g Kirschen, frisch (ca. 20 Stück) oder Schattenmorellen aus dem Glas
2 Kiwis
½ Papaya
500 g Pfirsiche
1 Limette
1 reife Mango
1 kleine Galia-Melone
1 Bio-Zitrone (für Schalenabrieb)

Gemüse

100 g Blattspinat, frisch
250 g Brokkoli
1 Bund Frühlingszwiebeln
2 Knoblauchzehen
500 g Möhren
1 gelbe Paprika
1 rote Paprika
150 g Radieschen (ca. 10 Stück)
3 Römersalatherzen
125 g Rucola
1 Salatgurke
100 g Kirschtomaten (ca. 5 Stück)
7 Tomaten (ca. 500 g)
2 kleine Zucchini
3 Zwiebeln

Gewürze und Kräuter

1 rote Chili
1 Stück Ingwer
Kardamompulver
1 Handvoll Basilikum
1 Bund Schnittlauch
1 Bund Dill
1 Beet Kresse
1 Packung Minze zum Verzieren oder für Ingwertee
2 Bund Petersilie, glatt
1 Bund Koriander

Konserven und Hülsenfrüchte

1 Gläschen Kapern
2 kleine Dosen Mais
1 Gläschen Meerrettich
Tomatenmark (oder 2–3 Tomaten)
1 Dose Thunfisch im eigenen Saft

Trockenobst und Nüsse

250 g Aprikosen, getrocknet, ungeschwefelt
1 Päckchen Erdnüsse, ungesalzen, geröstet
1 Päckchen Haselnüsse, ganz
1 Päckchen Haselnüsse, gemahlen
1 Päckchen Mandeln, ganz
1 Päckchen Mandeln, gemahlen
Haselnussmus
Gojibeeren
1 Päckchen Walnüsse
1 Päckchen Pinienkerne
Leinsamen, geschrotet
Rosinen
15 g Mohn, frisch gemahlen (aus der Bäckerei oder dem Reformhaus)
1 Päckchen Sesam
50 g Nussmix (aus den vorhandenen Resten mischen: Haselnüsse, Mandeln, Pinienkerne, Erdnüsse)
1 Handvoll Studentenfutter
40 g Zartbitterschokolade

Getreide, Mehl, Backzutaten

1 Päckchen Amarant, gepufft
1 Päckchen Bulgur
40 g Cornflakes, ungezuckert (oder mit Amarant austauschen)
120 g Hafervollkornflocken (ca. 8 EL)
250 g Vollkornbrot (1 Scheibe à ca. 45 g)
1 Vollkornbrötchen (für den ersten Tag)
1 Packung Vollkorn-Knäckebrot

Süßungsmittel

Agavendicksaft und/oder Honig
etwas Zucker (braun oder weiß)

Milch und Milchprodukte

100 ml Molke
300 ml Buttermilch
Frischkäse, 17 % Fett
100 g Kefir
300 ml Kokosmilch, light
150 g Magerquark
1 l Milch, 1,5 % Fett
2 kg Naturjoghurt, 1,5 % Fett
150 g saure Sahne
150 g Schafskäse aus der Salzlake, light
1 l Sojamilch

Tierische Produkte

6 Eier
100 g Garnelen, TK oder küchenfertig
425 g Fischfilet, TK oder frisch (z. B. Kabeljau, Seelachsfilet)
300 g Hähnchenbrustfilet, frisch (2 Stück à 150 g)
2 Scheiben Käse 45 % Fett i. Tr. (à ca. 30 g) (z. B. Emmentaler)
40 g Kochschinken, hauchdünn geschnitten
250 g Putenbrust, frisch
200 g Räucherlachs

Säfte, Getränke, Wasser

grüner Tee (auch Teebeutel)
100 ml Möhrensaft, ungezuckert
200 ml Orangensaft (100 % Direktsaft)
150 ml Zitronensaft oder 3 frische Zitronen

Öle und Fette

1 Flasche Rapsöl
20 g Kokosfett

Gewürze

1 Packung Bourbonvanillepulver
Cayennepfeffer, Chiliflocken, Chilipulver, 1 EL Chilipaste o. Sambal Oelek
Currypulver, scharf
200 ml Gemüsebrühpulver
echter Kakao (Backkakao)
Kardamompulver
Kreuzkümmel, gemahlen
Muskatnuss
bunter (oder schwarzer) Pfeffer
Senf, mittelscharf
Paprikapulver, edelsüß
Pfeffer
Salz
Zimt

Nahrungsergänzungsmittel

200 g Whey (natur) oder weiterhin Proteinpulver, Vanillegeschmack
50 g (4 EL) Proteinpulver, Vanillegeschmack

Sonstiges

1 Blatt Backpapier
½ Packung Knoblauch, TK

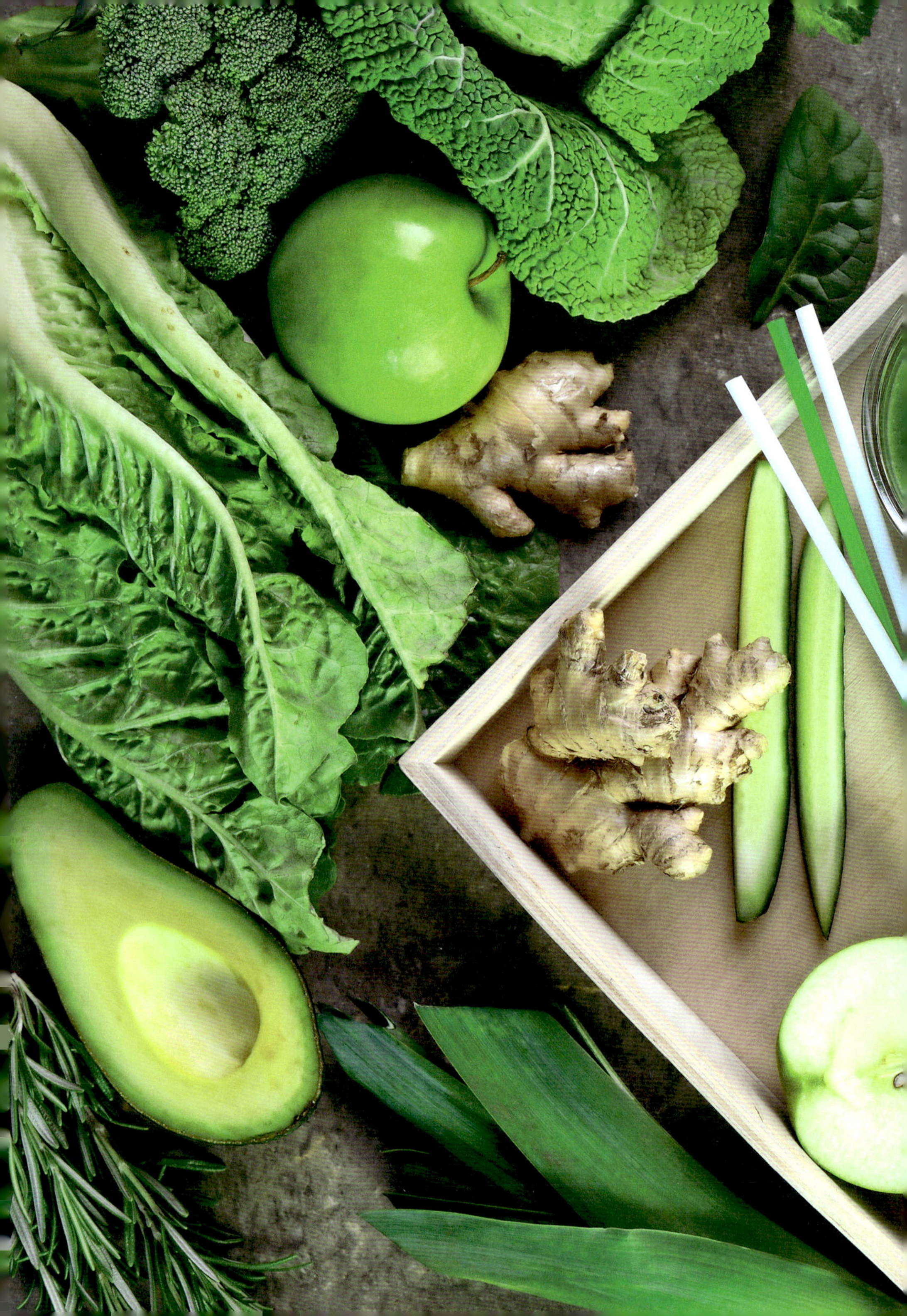

DIE METABOLIC-DETOX-REZEPTE

Im Folgenden finden Sie schmackhafte und abwechslungsreiche Rezepte für die Detox- wie für die Metabolic-Phase für morgens, mittags, abends sowie Snacks. Für eine bessere Planung habe ich Ihnen Ernährungspläne, einen Saisonkalender für Gemüse und Obst sowie eine Übersicht zu den besten Superfoods zusammengestellt. Lassen Sie es sich schmecken! Ich wünsche Ihnen ganz viel Erfolg, Genuss und Spaß!

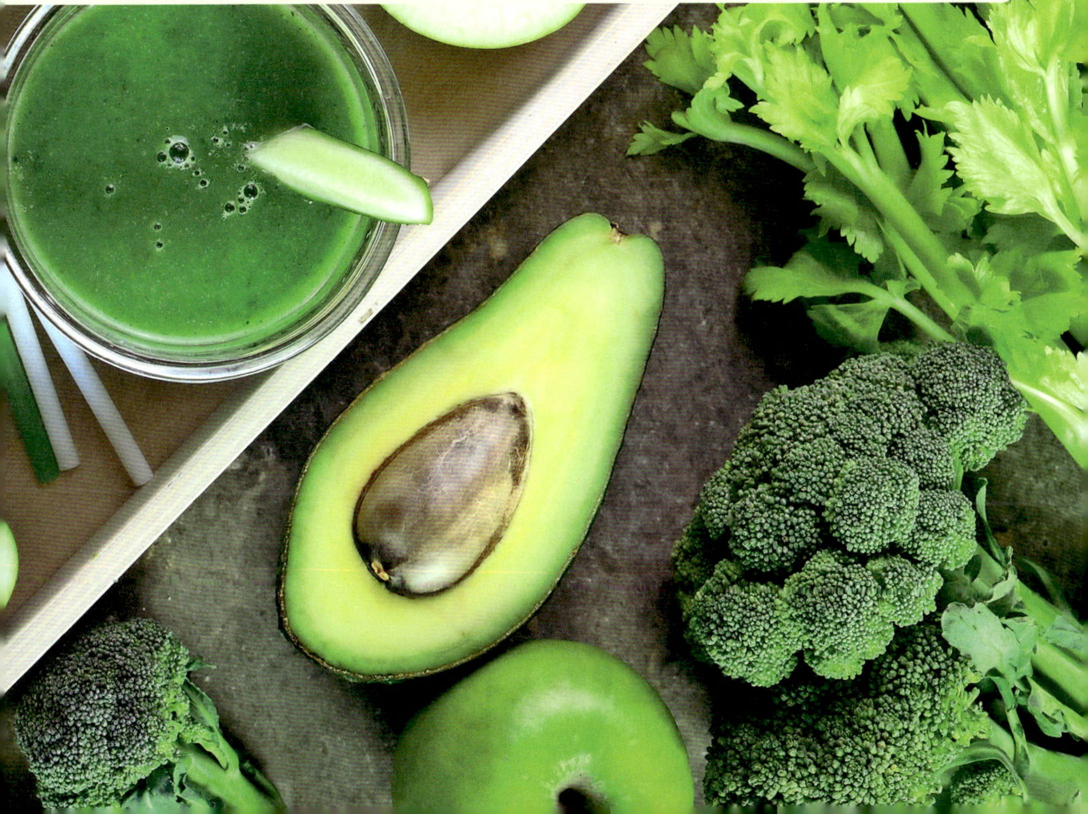

DETOX-REZEPTE

FRÜHSTÜCK

Obstsalat mit Himbeerjoghurt

Zubereitungszeit: ca. 15 Minuten

322 Kalorien, 48 g KH, 13 g E, 4 g F

Zutaten

½ Apfel
½ Birne
1 EL Zitronensaft
½ Orange
1 TL Honig
100 g Himbeeren, frisch oder TK
200 g Sojajoghurt

Zubereitung

Apfel und Birne waschen, vierteln, Kerngehäuse entfernen und in dünne Spalten schneiden, mit dem Zitronensaft beträufeln. Orange schälen und in Stücke schneiden, den austretenden Saft auffangen.
Orangensaft mit etwas Honig verrühren und zusammen mit den Orangenstücken zu dem Apfel und der Birne geben. Himbeeren verlesen, pürieren und mit dem restlichen Honig und dem Joghurt verrühren. Obstsalat zusammen mit Himbeerjoghurt anrichten.

Papayasalat

Zubereitungszeit: ca. 20 Minuten

191 Kalorien, 39 g KH, 4 g E, 2 g F

Zutaten

½ Papaya
1 Mango
75 g Himbeeren oder Beerenmix, frisch oder TK
1 TL Agavendicksaft
1 Zweig Minze

Zubereitung

Papaya schälen, Kerne mit einem Löffel herauskratzen und das Fruchtfleisch in Stücke schneiden. Mango schälen, Fruchtfleisch vom Kern entfernen und in Stücke schneiden. Himbeeren verlesen, pürieren und mit Agavendicksaft verrühren.

Minzezweig waschen und trocken schütteln. Blättchen abzupfen und fein schneiden. Minze, Himbeerpüree, Papaya und Mango mischen und einige Minuten ziehen lassen.

Porridge

Zubereitungszeit: ca. 20 Minuten

Mit Sojamilch: 370 Kalorien, 49 g KH, 17 g, 7 g F
Mit Mandelmilch: 350 Kalorien, 50 g KH, 13 g E, 6 g F
Mit Reismilch: 380 Kalorien, 59 g KH, 19 g E, 6 g F

Zutaten

1 Birne
1 EL Rosinen
¼ TL Zimt
¼ TL Vanillepulver
60 ml stilles Mineralwasser
120 ml Soja-, Reis- oder Mandelmilch
1 EL Chiasamen
1 EL Leinsamen, geschrotet
1 TL Canihuasamen
20 g veganes Proteinpulver, Vanille

Zubereitung

Die Birne waschen, entkernen und in grobe Stücke schneiden, mit Rosinen, Zimt, Vanillepulver und Wasser in einem Topf 5 Minuten auf niedriger bis mittlerer Hitze köcheln, bis die Birne warm und weich ist. Milch zugeben und erwärmen.

Chia-, Lein- und Canihuasamen sowie Sojaprotein dazugeben und den Topf vom Herd nehmen. 1–3 Minuten ziehen lassen.

Amarant-Müsli

Zubereitungszeit: ca. 10 Minuten

539 Kalorien, 41 g KH, 21 g E, 31 g F

Zutaten

200 ml Soja-, Reis- oder Mandelmilch

3 EL Amarant, gepufft

1 EL Leinsamen, geschrotet

1 EL Gojibeeren

1 EL Mandeln, gehackt

1 EL Walnüsse, gehackt

½ Apfel

50 g Beeren, frisch oder TK

Zubereitung

Milch mit Amarant und Leinsamen mischen. Gojibeeren, Mandeln und Walnüsse dazugeben. Obst waschen. Apfel in mundgerechte Stücke schneiden, Beeren verlesen und darübergeben.

Grüner Frühstück-Smoothie

Zubereitungszeit: ca. 10 Minuten

320 Kalorien, 63 g KH, 8 g E, 1 g F

Zutaten

2 Handvoll Spinat oder Feldsalat

1 Banane

1 Apfel

1 Orange

5 Gojibeeren

200 ml Wasser

Zubereitung

Den Spinat oder Feldsalat waschen, verlesen und in den Mixer geben. Die Banane schälen und klein schneiden. Den Apfel waschen und achteln. Kerngehäuse entfernen und den Apfel in den Mixer geben. Die Orange schälen, klein schneiden und mit den Gojibeeren dazugeben. Das Wasser hinzufügen und so lange pürieren, bis eine cremige Konsistenz entsteht (ggf. mehr Wasser zugeben).

Blaubeer-Pancakes

Zubereitungszeit: ca. 20 Minuten

538 Kalorien, 26 g KH, 21 g E, 36 g F

Zutaten

50 g Mandeln, gemahlen
30 ml Sojamilch
1 EL Sojamehl
1 Msp. Backpulver
1 Spritzer Rapsöl
1 Handvoll Heidelbeeren, frisch oder TK
2 EL Sojajoghurt
Agavendicksaft oder Honig nach Bedarf

Zubereitung

Mandeln, Sojamilch, Sojamehl und Backpulver verrühren und eine Minute stehen lassen. In der Zwischenzeit etwas Öl in der Pfanne erhitzen. Je einen Esslöffel Teig in die Pfanne geben und die Pancakes von beiden Seiten goldgelb ausbacken. Wer möchte, kann die Heidelbeeren mit in den Teig geben. Die Pancakes mit Joghurt, Heidelbeeren und etwas Agavendicksaft oder Honig anrichten.

TIPP

Wer in der Detox-Phase von Obst und Gemüse nicht satt wird, greift auf Nüsse, Studentenfutter, Trockenobst und gekochte Kartoffeln mit Schale zurück. Es helfen auch Gewürzgurken und Maiskölbchen zum Knabbern. Bei Heißhunger auf Süßes sind Trockenfrüchte gepaart mit Nüssen eine gute Lösung. Eine Walnuss in eine Dattel gesteckt – wirklich lecker!

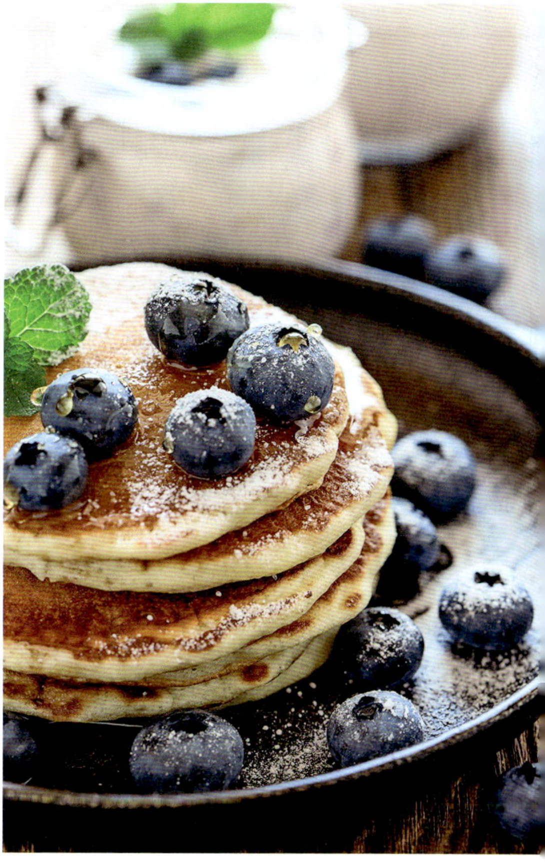

MITTAGESSEN

Ananas-Kokos-Shake

Zubereitungszeit: ca. 8 Minuten

418 Kalorien, 21 g KH, 26 g E, 26 g F

Zutaten

3 Scheiben frische Ananas
100 ml Kokosmilch, light
200 ml Sojamilch
20 g veganes Proteinpulver, Vanille
1 TL Limettensaft

Zubereitung

Alle Zutaten in einem Standmixer oder mithilfe eines Pürierstabs fein pürieren.

TIPP

Ananas kann wunderbar pur als Snack gegessen oder in dem Smoothie „Green Surprise" (S. 140) verbraucht werden.

Bananen-Mango-Shake

Zubereitungszeit: ca. 8 Minuten

523 Kalorien, 44 g KH, 27 g E, 27 g F

Zutaten

½ Mango
½ reife Banane
1 EL Agavendicksaft
200 ml Sojamilch
100 ml Kokosmilch, light
½ TL Kardamompulver
20 g veganes Proteinpulver, Vanille
1 EL Zitronensaft

Zubereitung

Mango und Banane schälen und in kleine Stücke schneiden. Alle Zutaten gemeinsam in einem Standmixer oder in einer Schüssel mithilfe eines Pürierstabs fein pürieren.

Himbeerflip

Zubereitungszeit: ca. 10 Minuten

464 Kalorien, 23 g KH, 28 g E, 28 g F

Zutaten

100 g Himbeeren, frisch oder TK
1 EL Kokosflocken
1 EL Agavendicksaft
200 ml Sojamilch
100 ml Kokosmilch, light
30 g veganes Proteinpulver, Vanille
1 EL Zitronensaft
½ TL Abrieb von einer Bio-Zitrone

Zubereitung

Alle Zutaten gemeinsam in einem Standmixer oder mithilfe eines Pürierstabs fein pürieren.

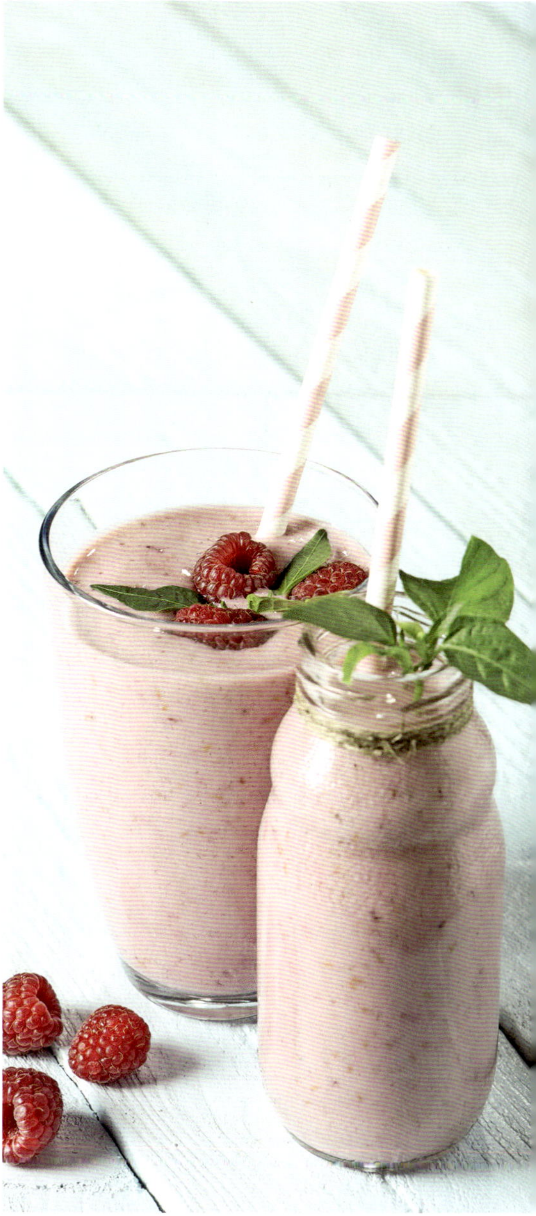

Honig-Nuss-Milch

Zubereitungszeit: ca. 8 Minuten

556 Kalorien, 31 g KH, 31 g E, 34 g F

Zutaten

30 g Mandel- oder Haselnussmus
1 EL Honig
150 ml Sojamilch
15 g veganes Proteinpulver, Vanille
1 EL Zitronensaft
1 EL Haselnüsse
10 g gemahlene Mandeln

Zubereitung

Alle Zutaten gemeinsam in einem Standmixer oder in einer Schüssel mithilfe eines Pürierstabs fein pürieren.

Kirsch-Schoko-Milch

Zubereitungszeit: ca. 10 Minuten

315 Kalorien, 35 g KH, 27 g E, 6 g F

Zutaten

125 g frische Kirschen oder Schattenmorellen aus dem Glas (ca. 20 Stück)
50 ml Orangensaft
1 EL echter Kakao
1 EL Agavendicksaft
200 ml Sojamilch
20 g veganes Proteinpulver, Vanille

Zubereitung

Kirschen waschen und entkernen. Alle Zutaten gemeinsam in einem Standmixer oder mithilfe eines Pürierstabs fein pürieren.

Spinat-Avocado-Shake

Zubereitungszeit: ca. 10 Minuten

399 Kalorien, 5 g KH, 31 g E, 28 g F

Zutaten

70 g frischer Spinat
½ Avocado
2 EL Zitronensaft
30 g veganes Proteinpulver, Vanille
1 cm frischer Ingwer
½ frische rote Chili
400 ml Wasser
Muskatnuss oder Kardamom

Zubereitung

Spinat waschen und in den Standmixer geben. Avocado schälen und mit dem Zitronensaft zusammen in den Standmixer geben. Restliche Zutaten ebenfalls dazugeben, mixen oder mithilfe eines Pürierstabs fein pürieren.

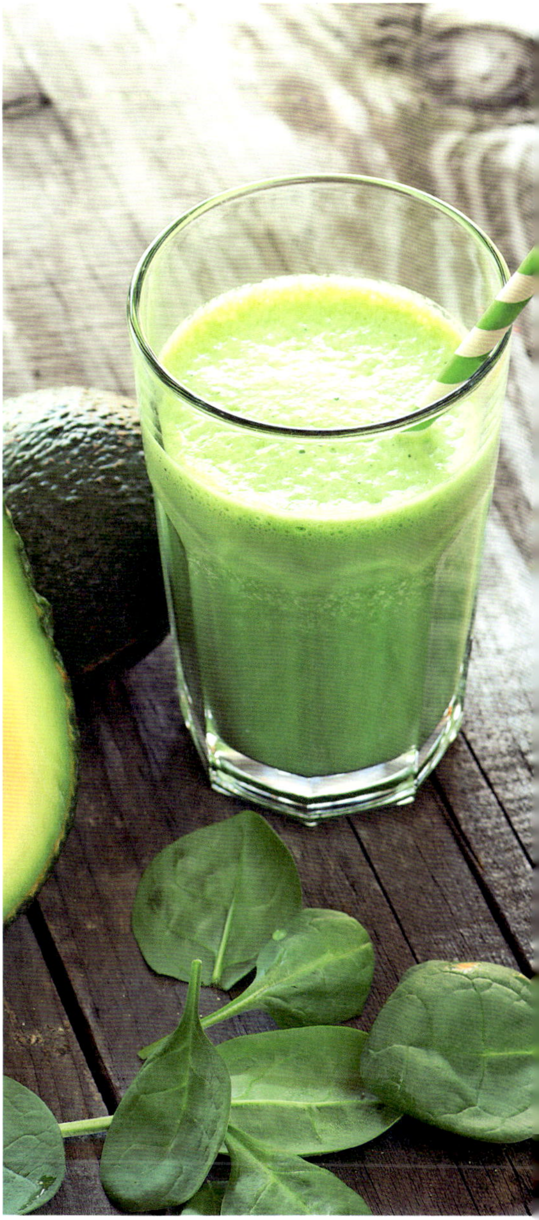

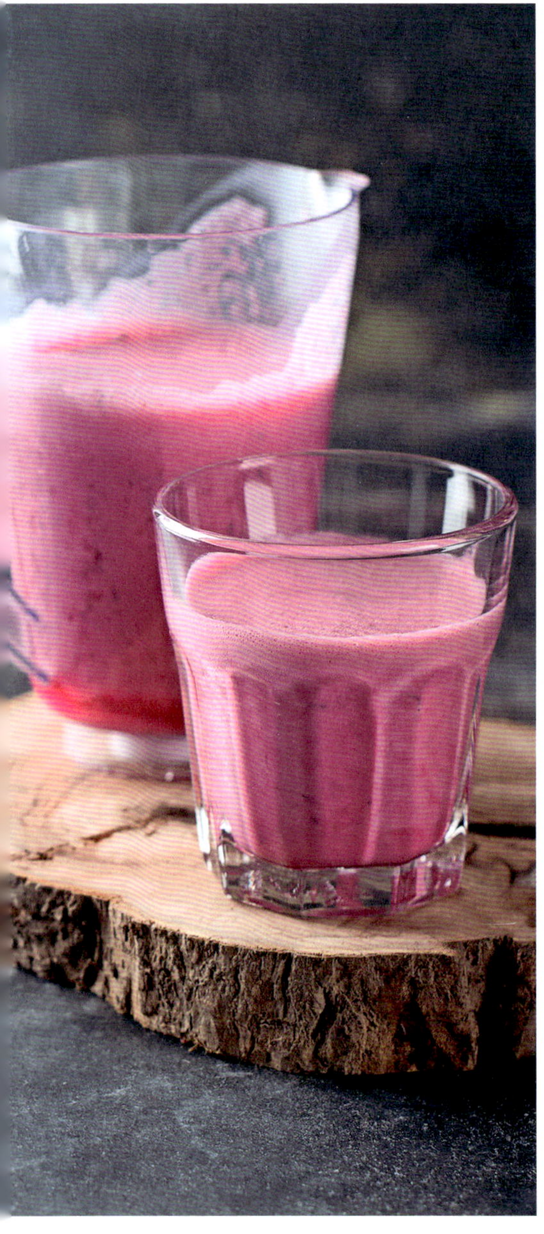

Rote-Bete-Shake

Zubereitungszeit: ca. 10 Minuten

439 Kalorien, 14 g KH, 32 g E, 28 g F

Zutaten

200 g Rote Bete, gekocht

½ Avocado

2 EL Zitronensaft

30 g veganes Proteinpulver, Vanille

1 cm frischer Ingwer

½ frische rote Chili

500 ml Wasser

Salz

Zubereitung

Rote Bete in den Standmixer geben. Avocado schälen und mit dem Zitronensaft zusammen in den Standmixer geben. Restliche Zutaten gemeinsam in den Standmixer geben oder mithilfe eines Pürierstabs fein pürieren.

ABENDESSEN

Linsenpfanne mit Paprika und Maiskölbchen

Zubereitungszeit: ca. 20 Minuten

357 Kalorien, 39 g KH, 12 g E, 15 g F

Zutaten

150 g rote Linsen
1 gelbe Paprika
1 kleine Zwiebel
1 Knoblauchzehe
½ Glas Maiskölbchen
1 EL Rapsöl
60 ml Gemüsebrühe
Pfeffer
Salz

Zubereitung

Linsen in einen Topf mit 300 ml Wasser geben und 10 Minuten kochen lassen. Paprika in Streifen schneiden, die Zwiebel und die Knoblauchzehe pellen, hacken, die Maiskölbchen längs halbieren.

Öl in einer heißen Pfanne erhitzen und Paprika, Zwiebel, Knoblauch und Maiskölbchen darin ca. 4 Minuten dünsten. Brühe hinzugeben und ca. 5 Minuten köcheln lassen, bis die Flüssigkeit verdampft ist. Die Linsen hinzugeben und mit Salz und Pfeffer abschmecken.

Gefüllte Avocado

Zubereitungszeit: ca. 10 Minuten

621 Kalorien, 14 g KH, 6 g E, 59 g F

Zutaten

1 reife Avocado
Salz
Pfeffer
1 Tomate
1 kleine Zwiebel
1 EL Zitronensaft
1 EL Basilikum, gehackt, frisch oder TK
1 TL getrockneter Oregano

Zubereitung

Die Avocado längs halbieren und den Kern herausnehmen. Avocadohälften mit Salz und Pfeffer würzen. Die Tomate und die Zwiebel fein würfeln und in die Hälften geben. Mit Zitronensaft beträufeln und die Kräuter drüberstreuen.

Rote-Bete-Salat

Zubereitungszeit: ca. 20 Minuten

427 Kalorien, 32 g KH, 8 g E, 29 g F

Zutaten

100 g Feldsalat oder Endiviensalat
1 Rote Bete, gekocht
½ Birne
1 EL Honig
1 EL Rapsöl
1 EL Zitronensaft
Pfeffer
Salz

Zubereitung

Den Feldsalat waschen, putzen, trocken schleudern und auf einem Teller platzieren. Die Rote Bete in Streifen schneiden und zum Feldsalat legen. Die Birne waschen, in Streifen schneiden und zusammen mit einem Esslöffel Honig kurz in der Pfanne karamellisieren.

Den Salat mit Rapsöl, Zitronensaft, Salz und Pfeffer würzen und die karamellisierten Birnen hinzugeben.

Kartoffel-Kürbis-Curry mit Kokos

Zubereitungszeit: ca. 30 Minuten

Mit Kürbis: 405 Kalorien, 35 g KH, 5 g E, 26 g F
Mit Möhren: 377 Kalorien, 28 g KH, 4 g E, 26 g F

Zutaten

125 g Kartoffeln
100 g Kürbis oder Möhren
2 cm frischer Ingwer
1 EL Rapsöl
100 ml Kokosmilch, light
50 ml Gemüsebrühe
Pfeffer
Salz
Muskatnuss

Zubereitung

Kartoffeln in kleine Würfel schneiden. Den Kürbis (je nach Sorte mit Schale) oder die Möhren in feine Würfel schneiden. Ingwer schälen, fein würfeln oder reiben.

Kartoffelwürfel im Öl anbraten. Wenn die Würfel leicht gebräunt sind, den Kürbis bzw. die Möhren hinzugeben und weiter anbraten, bis der Kürbis bzw. die Möhren leicht glasig sind. Mit Salz, Pfeffer, Ingwer und Muskatnuss würzen und mit der Brühe und der Kokosmilch ablöschen. So lange auf kleiner Stufe köcheln lassen, bis die Kartoffeln gar sind.

Schnelle Lauchcreme-suppe

Zubereitungszeit: ca. 20 Minuten

212 Kalorien, 11 g KH, 6 g E, 13 g F

Zutaten

150 g Lauch
2 EL Rapsöl
1 g Johannisbrotkernmehl
2 TL Gemüsebrühepulver
60 ml Sojamilch
Salz
Pfeffer
Muskatnuss
evtl. Kräuter und Sojacreme zur Dekoration

Zubereitung

Den Lauch waschen und in Halbringe schneiden. Drei Viertel des Lauchs mit 1 EL Öl in einem Topf anschwitzen. Johannisbrotkernmehl hinzugeben, kurz verrühren, 400 ml Wasser und das Gemüsebrühepulver hinzugeben. Das Ganze aufkochen und 5 Minuten köcheln lassen.
Währenddessen für die Einlage den restlichen Lauch in einer Pfanne mit 1 EL Öl andünsten, mit 100 ml Wasser ablöschen und 2 Minuten einbrennen lassen.
Den Lauch von der Platte nehmen, Sojamilch hinzugeben. Mit dem Pürierstab pürieren, die Einlage hinzugeben und erneut kurz aufkochen. Mit Salz, Pfeffer und etwas Muskatnuss abschmecken und evtl. mit ein paar Kräutern und/oder Sojacreme garnieren.

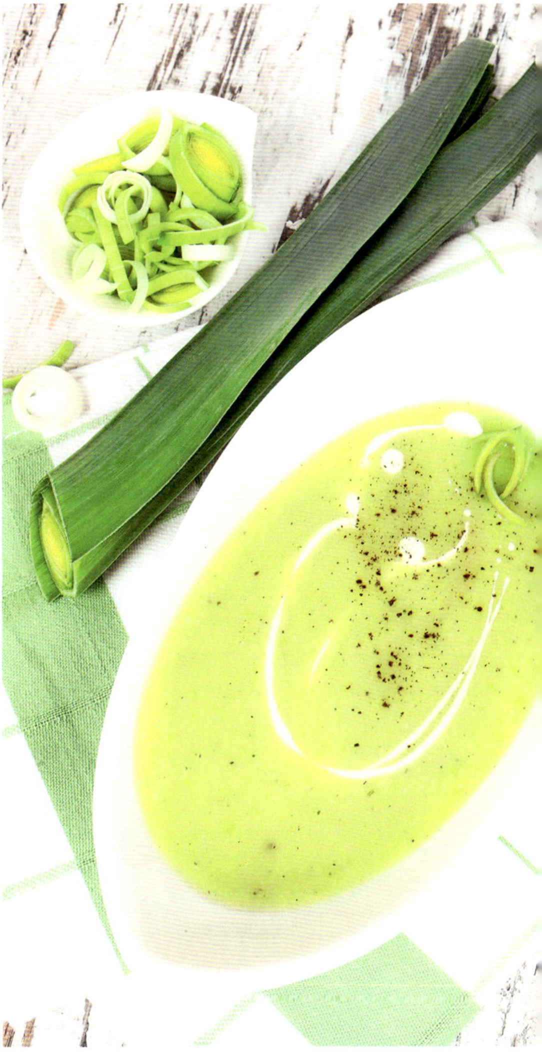

Detox-Ernährungsplan für 10 Tage

MORGENS	VORMITTAGS-SNACK	MITTAGS	NACHMITTAGS-SNACK	ABENDS
Tag 1				
Amarant-Müsli (S. 80)	**½ Apfel**	**Bananen-Mango-Shake** (S. 82)	**½ Mango, ½ Banane**	**Gefüllte Avocado** (S. 87)
Tag 2				
Obstsalat mit Himbeerjoghurt (S. 78) (½ Birne für Salat zum Abendbrot aufbewahren)	**½ Apfel, ½ Orange**	**Ananas-Kokos-Shake** (S. 82) (Ananas für Tag 4 aufbewahren oder gleich doppelte Menge anrühren)	**3 Scheiben Ananas**	**Rote-Bete-Salat** (S. 88)
Tag 3				
Grüner Frühstück-Smoothie (S. 80)	**1 Handvoll Mandeln**	**Rote-Bete-Shake** (S. 86)	1 Apfel	**Schnelle Lauchcremesuppe** (S. 89)
Tag 4				
Papayasalat (S. 79) (75 g für den Vormittagssnack aufbewahren)	**Green Surprise** (S. 140)	**Ananas-Kokos-Shake** (S. 82)	**30 g Mango, getrocknet**	**Kartoffel-Kürbis-Curry mit Kokos** (S. 88) (doppelte Menge zubereiten)
Tag 5				
Porridge (S. 79)	**1 Banane**	**Spinat-Avocado-Shake** (S. 85)	**Rooibostee mit Traubensaft** (S. 136)	**Kartoffel-Kürbis-Curry mit Kokos** (S. 88)

MORGENS	VORMITTAGS-SNACK	MITTAGS	NACHMITTAGS-SNACK	ABENDS
Tag 6				
Blaubeer-Pancakes (S. 81)	**Melonen-Drink mit Heidelbeeren** (S. 138)	**Kirsch-Schoko-Milch** (S. 84)	**1 Banane**	**Gefüllte Avocado** (S. 87)
Tag 7				
Papayasalat (S. 79) (75 g für den Vormittagssnack aufbewahren)	**Green Surprise** (S. 140)	**Rote-Bete-Shake** (S. 86)	**30 g Mango, getrocknet** (S. 31)	**Linsenpfanne mit Paprika** (S. 87) (doppelte Menge zubereiten)
Tag 8				
Amarant-Müsli (S. 80)	**½ Apfel, 1 Handvoll Studentenfutter**	**Bananen-Mango-Shake** (S. 82)	**½ Mango, ½ Banane**	**Linsenpfanne mit Paprika** (S. 87)
Tag 9				
Grüner Frühstück-Smoothie (S. 80)	**1 Handvoll Walnüsse**	**Honig-Nuss-Milch** (S. 84)	**1 Handvoll Walnüsse**	**Schnelle Lauchcremesuppe** (S. 89)
Tag 10				
Obstsalat mit Himbeerjoghurt (S. 78) (½ Birne für Salat zum Abendbrot aufbewahren)	**½ Apfel, ½ Orange**	**Spinat-Avocado-Shake** (S. 85)	**30 g Mango, getrocknet**	**Rote-Bete-Salat** (S. 88)

META-BOLIC-REZEPTE

FRÜHSTÜCK

Knäckebrot mit Himbeerquark

Zubereitungszeit: ca. 10 Minuten

172 Kalorien, 32 g KH, 10 g E, 1 g F

Zutaten

50 g Magerquark
1 Schuss Mineralwasser
75 g Himbeeren
1 Schuss Zitronensaft
1 TL Himbeergelee oder ein anderes Gelee
2 Scheiben Sesamknäcke oder Reiswaffeln

Zubereitung

Den Quark mit Mineralwasser cremig und glatt rühren. Himbeeren verlesen und die Hälfte zum Quark geben. Mit einer Gabel etwas zerdrücken und Zitronensaft sowie Himbeergelee unterrühren.

Die Creme auf die Knäckebrotscheiben streichen und mit den restlichen Himbeeren garnieren.

Belegtes Brötchen mit Putenbrust und Paprika

Zubereitungszeit: ca. 15 Minuten

301 Kalorien, 33 g KH, 30 g E, 7 g F

Zutaten

100 g Putenbrust
1 TL bunter Pfeffer, zerstoßen
Salz
1 Schuss Rapsöl
½ rote Paprika
¼ Zwiebel
1 Vollkornbrötchen
1 TL Frischkäse, 17 % Fett
1 Salatblatt

Zubereitung

Putenbrust waschen, trocken tupfen, im Pfeffer wälzen, salzen und in einer Pfanne im heißen Öl unter gelegentlichem Wenden ca. 5 Minuten langsam braten. Vom Herd nehmen und durchziehen lassen. Die halbe Paprika waschen, putzen und in Ringe schneiden. Zwiebel schälen und ebenfalls in Ringe schneiden.

Das Brötchen halbieren und mit Frischkäse bestreichen. Putenbrust in dicke Scheiben schneiden und mit Zwiebeln und Paprika abwechselnd auf das Brötchen schichten. Blattsalat waschen, trocken schütteln, klein zupfen und mit auf das Brötchen legen. Obere Brötchenhälfte darauflegen.

Käse-Vollkornbrot mit Kresse

Zubereitungszeit: ca. 5 Minuten

463 Kalorien, 33 g KH, 26 g E, 24 g F

Zutaten

1 Salatblatt
¼ Beet Kresse
2 Scheiben Vollkornbrot (insgesamt ca. 45 g)
1 TL Frischkäse, 17 % Fett
2 Scheiben Käse, 45 % Fett i. Tr.

Zubereitung

Salat waschen und gut abtropfen lassen. Kresse vom Beet schneiden. Brotscheiben jeweils dünn mit Frischkäse bestreichen. Eine Scheibe Brot mit dem Salatblatt und dem Käse belegen, Kresse daraufstreuen und die zweite Scheibe Brot darauflegen.

TIPP

Kresse ist reich an den Vitaminen C, B1 und B6. Außerdem enthält sie Eisen, Jod, Magnesium und Kalzium. Die in der Kresse enthaltenen Senföle stärken die Blase und regen den Harndrang an. Sie ist kalorienarm und wirkt stoffwechselanregend.

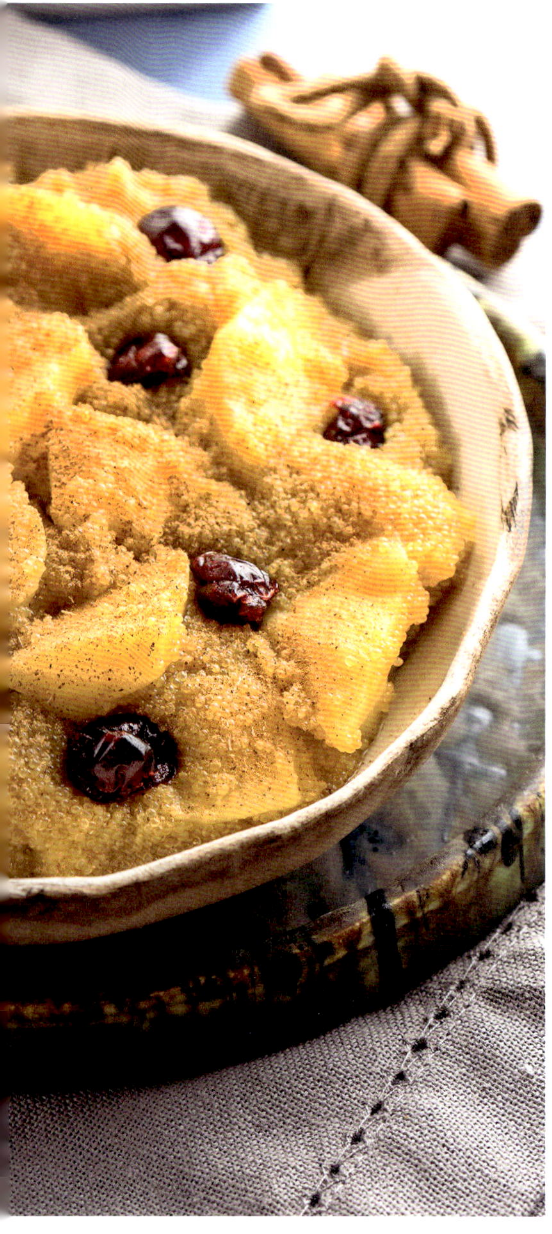

Amarant-Müsli mit Sultaninen und Kokos

Zubereitungszeit: ca. 10 Minuten

353 Kalorien, 63 g KH, 10 g E, 7 g F

Zutaten

3 EL Amarant, gepoppt
2 EL Cranberrys
1 EL Kokosflocken
1 Apfel
1 Schuss Apfeldicksaft oder Agavendicksaft
100 g Naturjoghurt oder 100 ml Sojamilch
1 EL Hirseflocken oder Weizenkeime

Zubereitung

Den Amarant mit den Cranberrys und den Kokosflocken in eine Schüssel geben. Den Apfel waschen, vierteln, entkernen und in kleine Stücke schneiden. Apfelstücke in die Schüssel geben und diese Mischung mit etwas Apfel- oder Agavendicksaft abschmecken.

Das Müsli je nach Geschmack mit Joghurt oder Sojamilch anrichten. Die Hirseflocken oder Weizenkeime darüberstreuen.

TIPP

Amarant ist ein glutenfreies Pseudogetreide, das sich durch einen hohen Anteil an hochwertigen Proteinen, Mineralien (insbesondere Kalzium, Magnesium und Eisen), Vitaminen und Ballaststoffen auszeichnet.

Schoko-Creme

Zubereitungszeit: ca. 10 Minuten

Bei 10 Portionen pro Portion: 74 Kalorien, 3 g KH, 1 g E, 5 g F

Zutaten für 10 Portionen

1 reife Avocado
2 EL echter Kakao (ca. 30 g)
2 EL Agavendicksaft
1 Prise Salz
1 EL Kokosfett

Zubereitung

Das Fruchtfleisch mit einem Löffel aus der Avocado heben, in ein hohes Gefäß geben und mit den restlichen Zutaten mit einem Mixer zu einer feinen Masse mixen. Das Kokosfett evtl. vorher etwas erwärmen, damit es flüssiger wird. Über Nacht in den Kühlschrank stellen.

Herzhaftes Schlank-Sandwich

Zubereitungszeit: ca. 15 Minuten

368 Kalorien, 36 g KH, 24 g E, 12 g F

Zutaten

1 Ei
40 g Salatgurke
2 Scheiben Roggenvollkornbrot (insgesamt ca. 45 g)
1 TL Frischkäse, 17 % Fett
1 TL Schnittlauchröllchen
Chiliflocken
40 g Kochschinken, hauchdünn geschnitten

Zubereitung

Das Ei ca. 10 Minuten in kochendem Wasser hart kochen. Salatgurke waschen, trocken reiben und in sehr dünne Scheiben schneiden. Ei abgießen, abschrecken, pellen und in dünne Scheiben schneiden.

Brotscheiben mit dem Frischkäse bestreichen, Schnittlauch und Chiliflocken darüberstreuen. Eischeiben auf eine Scheibe Brot legen, darauf Schinken und Gurkenscheiben verteilen. Die zweite Brotscheibe darauflegen und diagonal halbieren.

Buchweizenfrühstück

Zubereitungszeit: ca. 10 Minuten

340 Kalorien, 58 g KH, 8 g E, 9 g F

Zutaten

3 EL Buchweizen
saisonales Obst*
3 EL Buttermilch
Zimt
Kardamompulver
½ TL abgeriebene Schale einer Bio-Orange
1 EL Mandeln, gehackt

Zubereitung

Den Buchweizen am Vorabend in etwas Wasser einweichen. Am nächsten Tag mit dem Einweichwasser kurz aufkochen. Etwas abkühlen lassen.

Das Obst waschen, putzen und ggf. klein schneiden. Alle Früchte in einer Schüssel vermischen. Die Buttermilch und den Buchweizen hinzugeben und untermischen. Mit Zimt, Kardamom und der Orangenschale abschmecken. Die gehackten Mandeln drüberstreuen.

* Saisonales Obst:
Winter: ½ Birne, ½ Granatapfel, ½ Banane
Frühling: ½ Banane, ½ Mango (ca. 100 g), 100 g Erdbeeren (ca. 8 Stück)
Sommer: 1 Nektarine, 100 g Erdbeeren (ca. 8 Stück), 125 g Heidelbeeren
Herbst: ½ Banane, ½ Apfel, 3 Zwetschgen

Knäckebrot mit Radieschenquark

Zubereitungszeit: ca. 8 Minuten

266 Kalorien, 30 g KH, 19 g E, 6 g F

Zutaten

100 g Magerquark
1 Schuss Zitronensaft
1 TL Olivenöl
Salz
Pfeffer
4 Scheiben Vollkorn-Knäckebrot
150 g Radieschen (ca. 10 Stück)
3 EL Schnittlauchröllchen oder Kresse

Zubereitung

Den Quark mit dem Zitronensaft und dem Olivenöl vermischen und mit Salz und Pfeffer würzen. Die Knäckebrote mit dem Quark bestreichen.

Radieschen waschen, putzen, in Scheiben schneiden. Quarkbrote damit belegen, mit Salz und Pfeffer würzen und mit Schnittlauchröllchen oder Kresse garnieren.

TIPP

Radieschen enthalten neben Mineralstoffen wie Kalium, Kalzium und Eisen und den Vitaminen A, B1, B2 und C auch Senföl. Es macht den scharfen Geschmack aus und wirkt antibakteriell und kann so Magen-Darm-Beschwerden entgegenwirken.

Orientalisches Müsli

Zubereitungszeit: ca. 15 Minuten

514 Kalorien, 64 g KH, 18 g E, 19 g F

Zutaten

40 g Bulgur (geschrotete Weizenkörner)
100 ml Orangensaft
2 EL Rosinen oder getrocknete Aprikosen in kleinen Würfeln
2 EL Walnüsse oder Pistazien, gehackt
150 g Joghurt, 1,5 % Fett
1 TL flüssiger Honig
Zimt

Zubereitung

Bulgur in einer Schüssel mit Orangensaft bedecken und abgedeckt in den Kühlschrank stellen. Über Nacht einweichen lassen. Am nächsten Tag Rosinen und Walnüsse zum Bulgur geben. Wenn Sie Pistazien wählen, rösten Sie sie in einer Pfanne ohne Fett kurz an.
Joghurt mit Honig und Zimt verrühren und mit dem Bulgur vermischen. Nach Belieben mit Zimt bestreuen.

TIPP

Bulgur ist sehr nährstoffreich. Er enthält unter anderem verschiedene B-Vitamine und Vitamin E sowie die Mineralstoffe Kalzium, Magnesium und Phosphor. Er macht lange satt, was auf seinen hohen Ballaststoffgehalt zurückzuführen ist.
Pistazien sind reich an Folsäure und enthalten besonders viel Vitamin E, das freien Radikalen entgegenwirkt. Sie stärken unser Immunsystem, und das enthaltene Kalium kann zur Regulierung des Blutdrucks beitragen. Zudem sind sie reich an (mehrfach) ungesättigten Fettsäuren, die das Risiko von Herzerkrankungen sowie den Cholesterinspiegel senken.

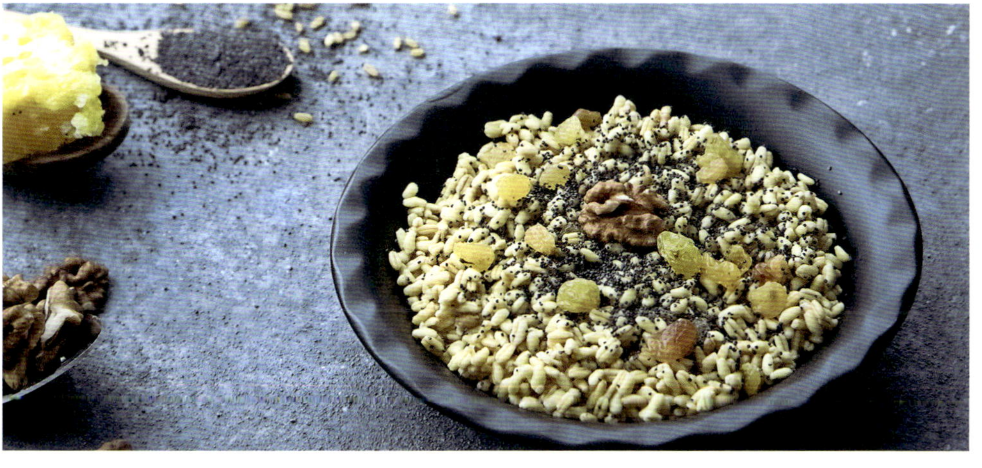

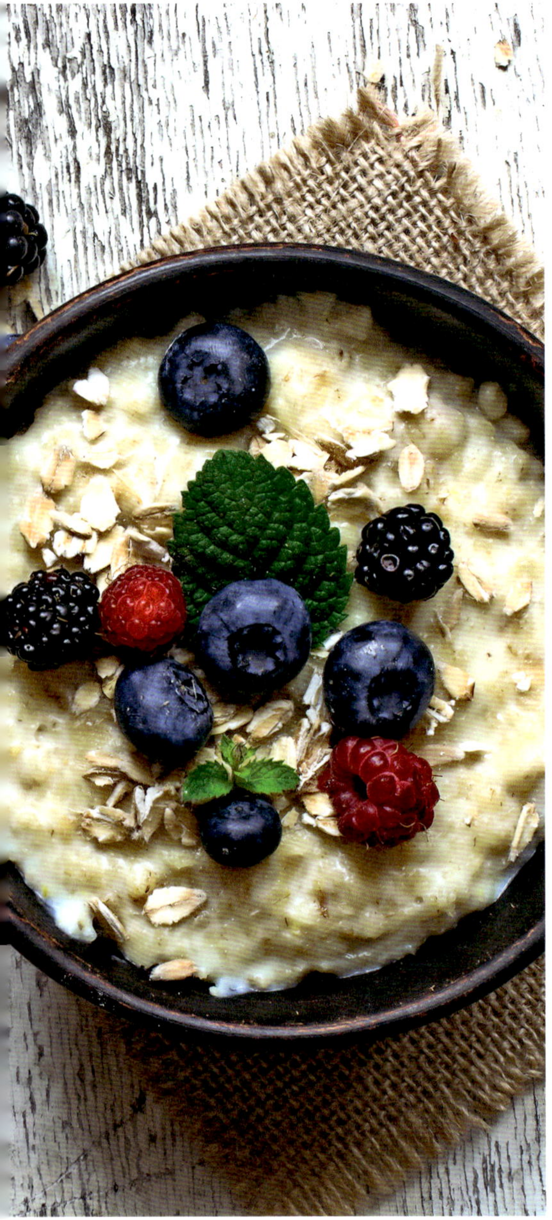

Wach-auf-Frühstück mit Joghurt und Beeren

Zubereitungszeit: ca. 5 Minuten

288 Kalorien, 57 g KH, 13 g E, 4 g F

Zutaten

100 g Beeren, gemischt, frisch oder TK
15 g Haferflocken oder Amarant, gepoppt
20 g Cornflakes, ungezuckert
150 g Joghurt, 1,5 % Fett
1 TL Agavendicksaft

Zubereitung

Beeren waschen und trocken tupfen. Die Haferflocken oder den Amarant, die Cornflakes, den Joghurt und Agavendicksaft mischen und die Beeren darübergeben.

TIPP

Joghurt ist ein Sauermilchprodukt und leicht verdaulich. Milch und Milchprodukte wie Joghurt sind mit einem Gehalt von 120 mg pro 100 g die bedeutendste Kalziumquelle unserer Nahrung. Inhaltsstoffe wie Milchzucker, Vitamin D, Milchsäure und Proteine fördern die Kalziumaufnahme. Außerdem heizt Kalzium die Aktivität der Verdauung an und entwässert den Körper.

Räucherlachs-Kanapees

Zubereitungszeit: ca. 8 Minuten

469 Kalorien, 46 g KH, 32 g E, 14 g F

Zutaten

50 g Magerquark
1 TL Meerrettich
1 EL Zitronensaft
Salz
Pfeffer
2 Scheiben Vollkornbrot (à ca. 60 g)
100 g Räucherlachs
Dill

Zubereitung

Den Quark mit Meerrettich und Zitronensaft glatt rühren, evtl. 1 EL Wasser unterrühren. Mit Salz und Pfeffer würzen. Die Brotscheiben mit dem Dip großzügig bestreichen. Den Lachs auf die Brote verteilen und mit Dill garnieren. Brote in mundgerechte Stücke schneiden.

TIPP

Meerrettich liefert Vitamin C, und die enthaltene Schärfe macht das Essen bekömmlicher, denn der Meerrettich regt den Magen und die Galle an. Außerdem wirkt er gegen Bakterien und Viren. Für seinen Geschmack und die Wirkung verantwortlich sind die Senföle.

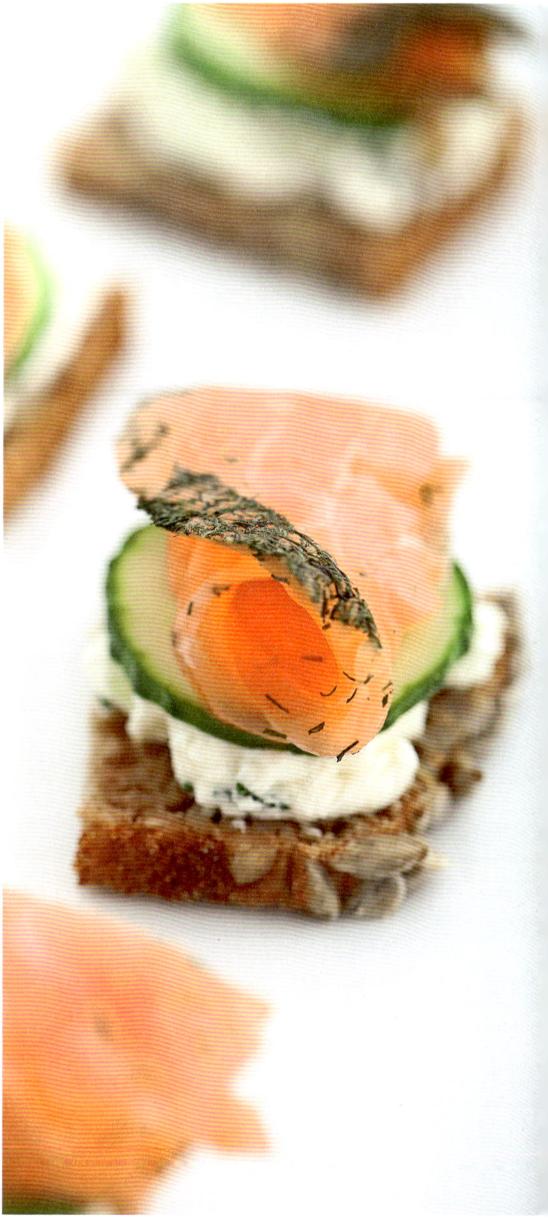

Papayasalat mit Granatapfel und Vanillecreme

Zubereitungszeit: ca. 15 Minuten

307 Kalorien, 52 g KH, 8 g E, 8 g F

Zutaten

½ Papaya
1 Pfirsich
Saft einer Limette
1 TL Honig
½ Granatapfel
100 g Joghurt, 1,5 % Fett
Zimt
1 TL Sesam

Zubereitung

Die halbe Papaya schälen und die Kerne entfernen. Das Fruchtfleisch in feine Streifen schneiden. Den Pfirsich waschen, entkernen und in kleine Würfel schneiden. Obst in eine Schüssel geben, Limettensaft und Honig darüberträufeln.

Den Granatapfel halbieren, Kerne mit einer Gabel herauslösen und zu den anderen Früchten geben. Den Joghurt mit Zimt glatt rühren. Sesam in einer Pfanne ohne Fett kurz anrösten und über den Zimtjoghurt geben. Mit den Früchten garnieren.

Möhren-Apfel-Müsli

Zubereitungszeit: ca. 10 Minuten

396 Kalorien, 41 g KH, 13 g E, 20 g F

Zutaten

100 g Möhren
½ Apfel
1 TL Zitronensaft
150 g Joghurt, 1,5 % Fett
2 EL gehackte Hasel- oder Walnüsse
2 EL Hafervollkornflocken
1 TL Rosinen

Zubereitung

Die Möhren und den halben Apfel waschen, schälen und fein raspeln. Anschließend mit dem Zitronensaft und dem Joghurt vermischen. Die Nüsse, Hafervollkornflocken und Rosinen unter die Möhren-Apfel-Mischung heben.

TIPP

Haselnüsse enthalten viel Vitamin E und Gerbstoffe, die die Haut- und Darmfunktion anregen. Hafervollkornflocken haben eine regulierende und beruhigende Wirkung auf den Magen-Darm-Trakt. Die Ballaststoffe nehmen im Magen-Darm-Trakt Schadstoffe, überschüssige Gallensäure und schädliche Bakterien auf und sorgen für deren Ausscheidung.

MITTAGESSEN

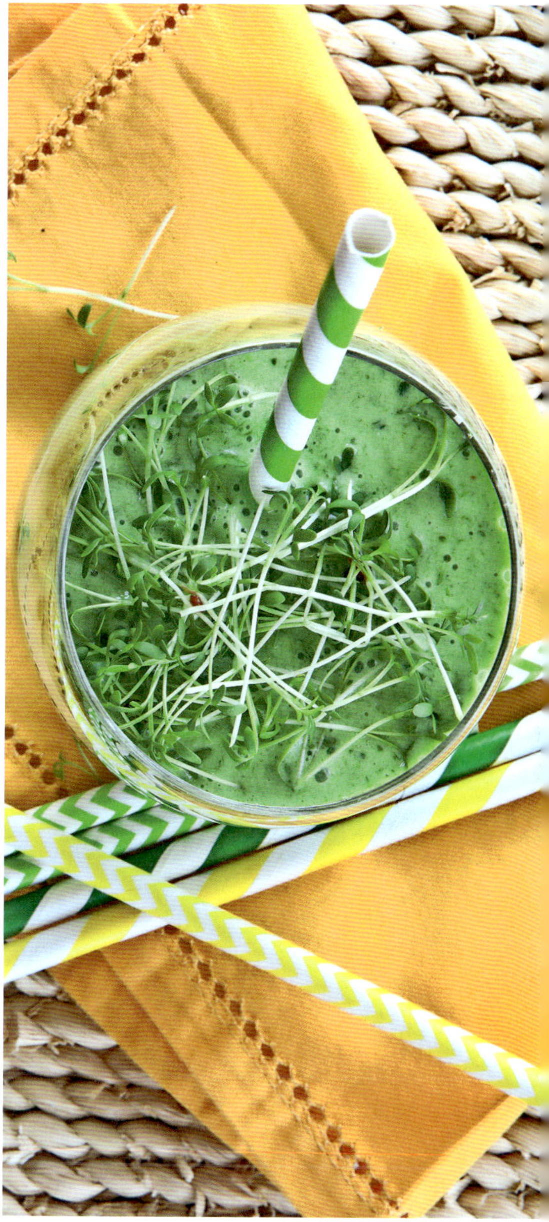

Gurken-Kresse-Drink

Zubereitungszeit: ca. 10 Minuten

235 Kalorien, 18 g KH, 24 g E, 7 g F

Zutaten

100 g Salatgurke
½ Beet Kresse
100 g Kefir
100 ml Milch, 1,5 % Fett
20 g Whey oder Proteinpulver
1 TL Meerrettich, frisch gerieben oder aus dem Glas
1 EL Zitronensaft
Salz
Agavendicksaft

Zubereitung

Kresse vom Beet schneiden. Alle Zutaten gemeinsam in einem Standmixer oder in einer Schüssel mithilfe eines Pürierstabs fein pürieren und in ein Glas füllen.

Beeren-Milch mit Mohn

Zubereitungszeit: ca. 8 Minuten

280 Kalorien, 17 g KH, 26 g E, 11 g F

Zutaten

15 g Mohn, frisch gemahlen
200 ml Milch, 1,5 % Fett
20 g Proteinpulver
75 g Beeren, gemischt frisch oder TK
1 Prise Pfeffer

Zubereitung

Alle Zutaten gemeinsam in einem Standmixer oder mithilfe eines Pürierstabs fein pürieren und in ein Glas füllen.

Bananen-Mango-Shake

Zubereitungszeit: ca. 8 Minuten

547 Kalorien, 50 g KH, 25 g E, 27 g F

Zutaten

½ Mango
½ reife Banane
1 EL Agavendicksaft
200 ml Milch, 1,5 % Fett
100 ml Kokosmilch, light
½ TL Kardamompulver
20 g Proteinpulver

Zubereitung

Alle Zutaten in einem Standmixer oder in einer Schüssel mithilfe eines Pürierstabs fein pürieren und in ein Glas füllen.

Kirsch-Schoko-Milch

Zubereitungszeit: ca. 10 Minuten

340 Kalorien, 40 g KH, 26 g E, 7 g F

Zutaten

125 g frische Kirschen oder Schattenmorellen aus dem Glas (ca. 20 Stück)
50 ml Orangensaft
1 EL echter Kakao
1 EL Agavendicksaft
200 ml Milch, 1,5 % Fett
20 g Whey oder Proteinpulver

Zubereitung

Kirschen waschen und entkernen. Alle Zutaten gemeinsam in einem Standmixer oder mithilfe eines Pürierstabs fein pürieren und in ein Glas füllen.

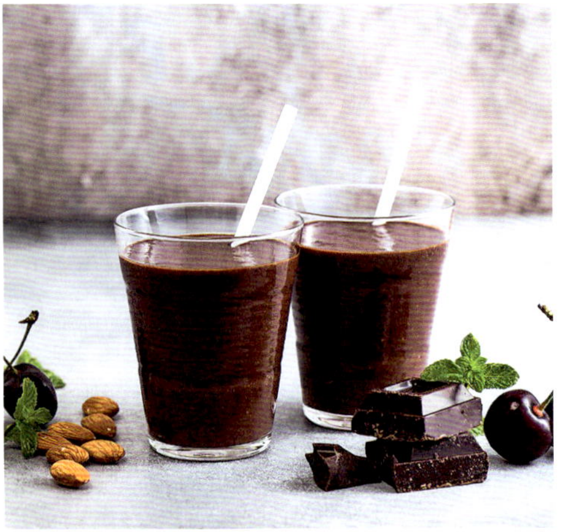

Erdbeer-Shake

Zubereitungszeit: ca. 8 Minuten

241 Kalorien, 24 g KH, 24 g E, 5 g F

Zutaten

150 g Erdbeeren, frisch oder TK
TL Agavendicksaft
1 Stängel Basilikum
200 ml Milch, 1,5 % Fett
20 g Whey oder Proteinpulver
1 TL Zitronensaft

Zubereitung

Erdbeeren putzen und waschen. Alle Zutaten gemeinsam in einem Standmixer oder mithilfe eines Pürierstabs fein pürieren und in ein Glas füllen.

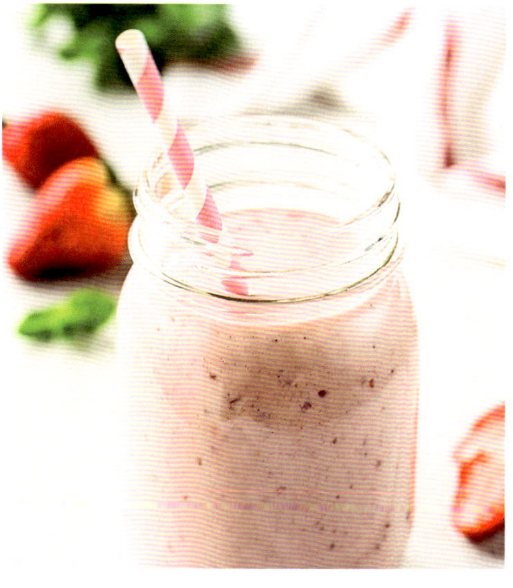

Radieschen-Milch

Zubereitungszeit: ca. 8 Minuten

187 Kalorien, 13 g KH, 24 g E, 4 g F

Zutaten

½ Beet Kresse
½ Bund Radieschen
100 ml Milch, 1,5 % Fett
20 g Whey oder Proteinpulver
100 ml Buttermilch
Salz
Pfeffer
1 Spritzer Tabasco oder 1 Prise Chilipulver

Zubereitung

Kresse vom Beet schneiden. Alle Zutaten gemeinsam in einem Standmixer oder mithilfe eines Pürierstabs fein pürieren und in ein Glas füllen.

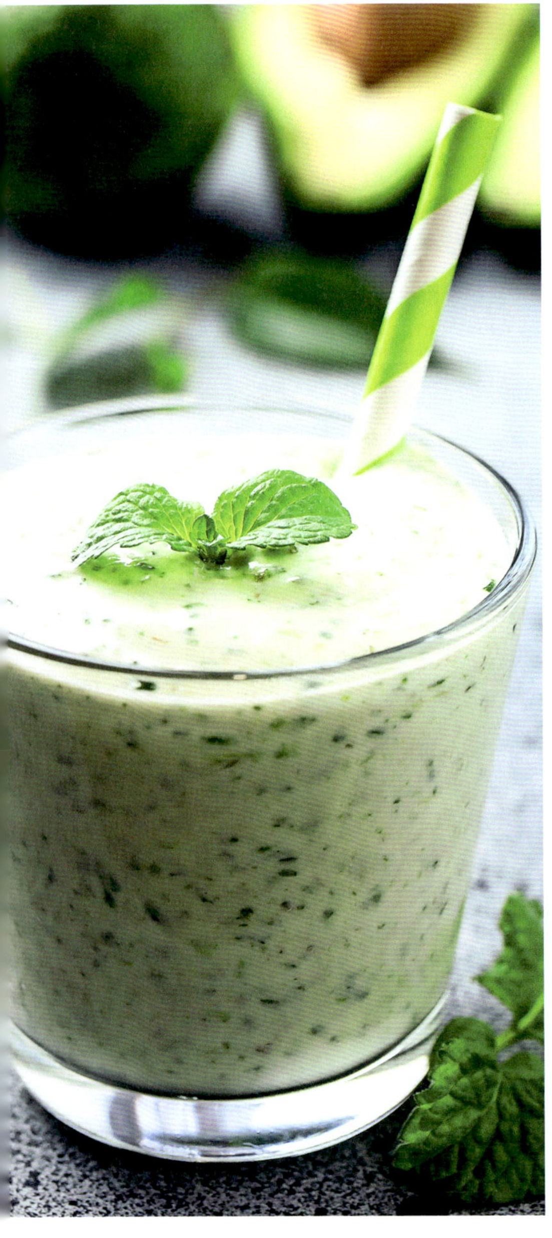

Limetten-Avocado-Shake

Zubereitungszeit: ca. 8 Minuten

281 Kalorien, 16 g KH, 24 g E, 14 g F

Zutaten

½ Avocado
2 TL Limettensaft
1 Stückchen rote Chili
2 Zweige frische Minze
100 ml Milch, 1,5 % Fett
100 ml Buttermilch
20 g Whey oder Proteinpulver
Salz
Kreuzkümmel, gemahlen

Zubereitung

Avocado schälen. Alle Zutaten gemeinsam in einem Standmixer oder mithilfe eines Pürierstabs fein pürieren und in ein Glas füllen.

Honig-Nuss-Milch

Zubereitungszeit: ca. 8 Minuten

576 Kalorien, 36 g KH, 30 g E, 34 g F

Zutaten

30 g Haselnussmus
1 EL Honig
150 ml Milch, 1,5 % Fett
15 g Whey oder Proteinpulver
1 EL Zitronensaft
1 EL Haselnüsse
10 g gemahlene Mandeln

Zubereitung

Alle Zutaten gemeinsam in einem Standmixer oder in einer Schüssel mithilfe eines Pürierstabs fein pürieren und in ein Glas füllen.

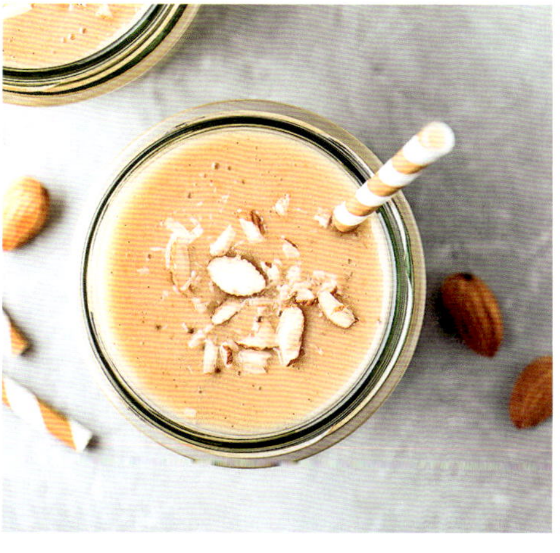

Pikante Melonen-Milch

Zubereitungszeit: ca. 10 Minuten

229 Kalorien, 24 g KH, 24 g E, 4 g F

Zutaten

150 g Galia-Melone
½ Bund Dill
100 ml Milch, 1,5 % Fett
100 ml Buttermilch
20 g Whey oder Proteinpulver
1 EL Zitronensaft
Agavendicksaft
Salz
Chilipulver

Zubereitung

Melone schälen und würfeln. Alle Zutaten gemeinsam in einem Standmixer oder mithilfe eines Pürierstabs fein pürieren und in ein Glas füllen.

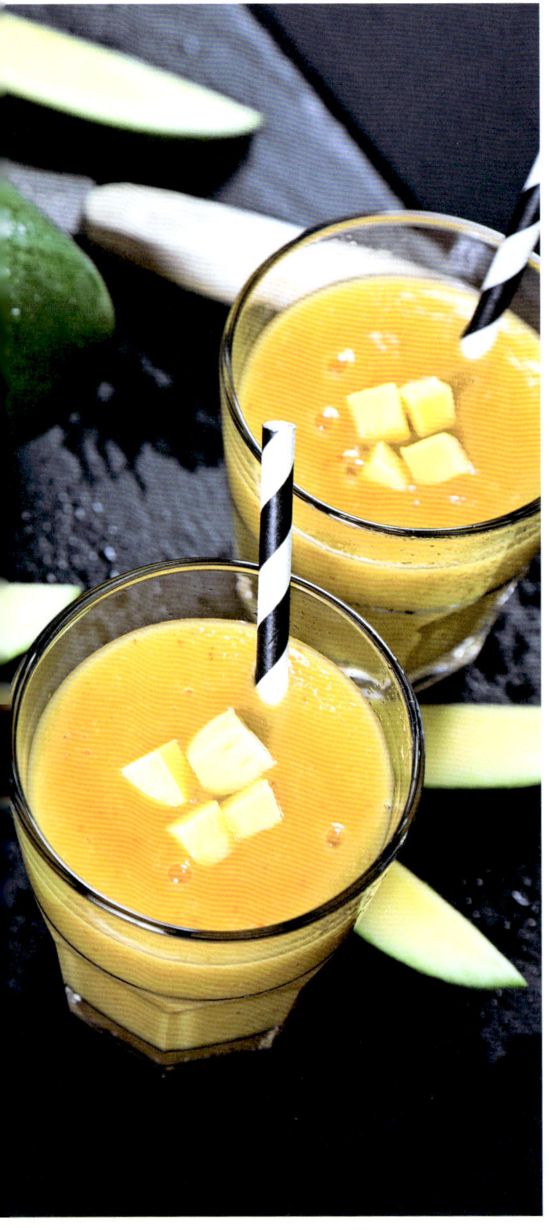

Zucchini-Mango-Shake

Zubereitungszeit: ca. 10 Minuten

334 Kalorien, 35 g KH, 26 g E, 8 g F

Zutaten

80 g Zucchini
100 g reife Mango
1 EL Sesam
100 ml Möhrensaft, ungezuckert
200 ml Milch, 1,5 % Fett
20 g Whey oder Proteinpulver
2 EL Zitronensaft
Pfeffer
Chilipulver

Zubereitung

Zucchini in Würfel schneiden, Mango schälen, das Fruchtfleisch vom Kern lösen und in Stücke schneiden. Sesam in einer Pfanne ohne Fett kurz anrösten. Alle Zutaten gemeinsam in einem Standmixer oder mithilfe eines Pürierstabs fein pürieren und in ein Glas füllen.

Rucola-Shake

Zubereitungszeit: ca. 10 Minuten

368 Kalorien, 15 g KH, 34 g E, 19 g F

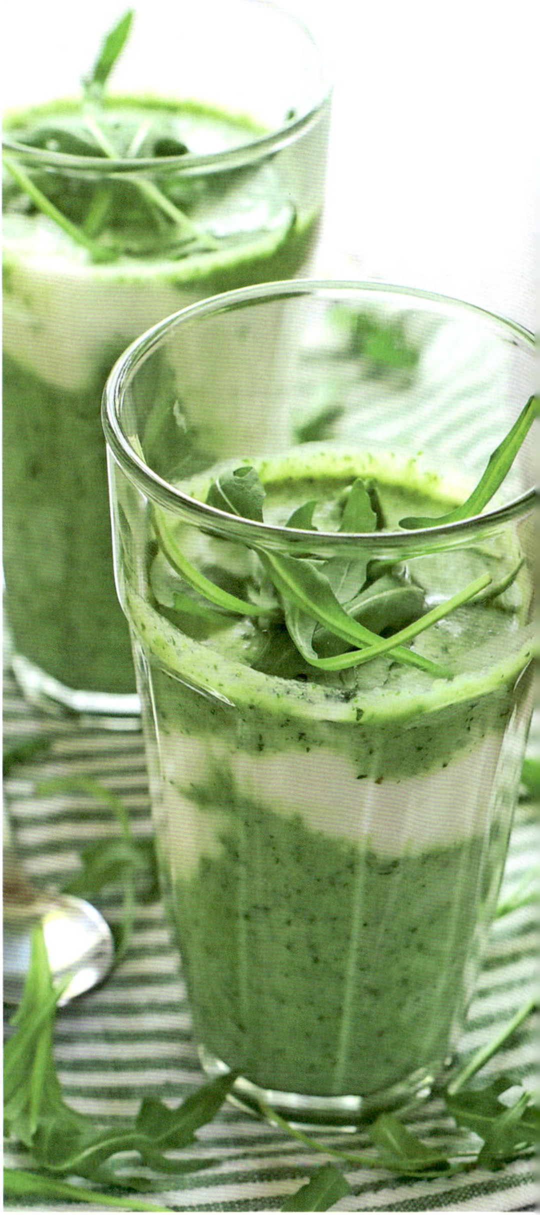

Zutaten

½ Bund Rucola
1 EL Pinienkerne
1 TL Kapern
100 ml Milch, 1,5 % Fett, oder Sojamilch
3 EL saure Sahne
30 g Whey oder Proteinpulver
2 TL Zitronensaft
Salz
Kreuzkümmel, gemahlen

Zubereitung

Die Pinienkerne in einer Pfanne ohne Fett kurz anrösten. Alle Zutaten gemeinsam in einem Standmixer oder mithilfe eines Pürierstabs fein pürieren und in ein Glas füllen.

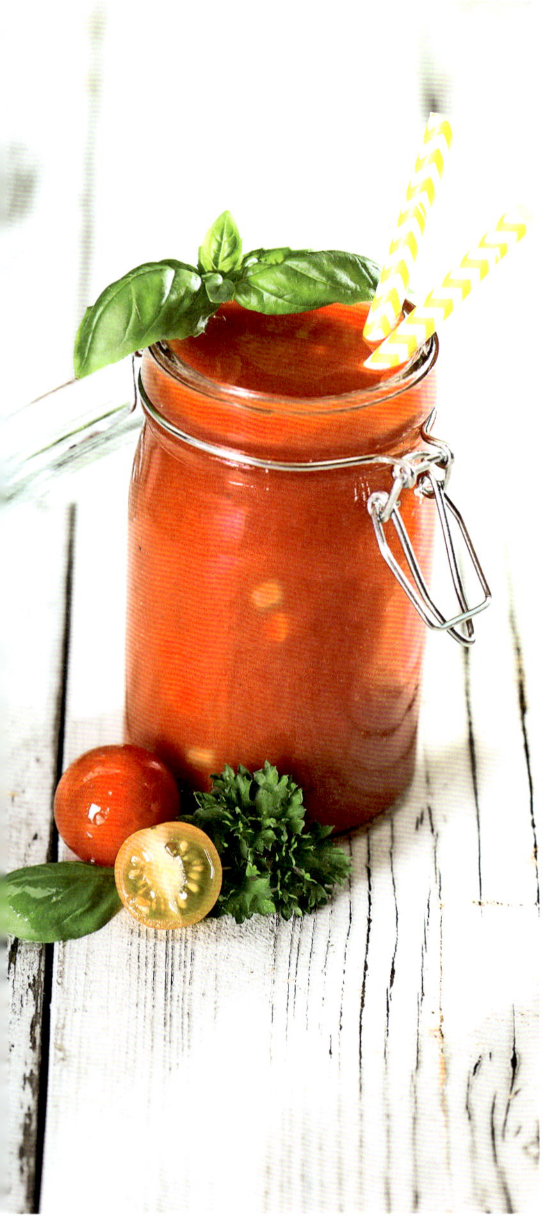

Tomaten-Shake

Zubereitungszeit: ca. 8 Minuten

377 Kalorien, 21 g KH, 30 g E, 18 g F

Zutaten

1 EL Pinienkerne

2–3 Tomaten oder 1 EL Tomatenmark

1 feste Tomate

50 g saure Sahne

150 ml Sojamilch

20 g Whey oder Proteinpulver

Salz

Pfeffer

Cayennepfeffer oder Chili

Zubereitung

Die Pinienkerne in einer Pfanne ohne Fett kurz anrösten. Alle Zutaten gemeinsam in einem Standmixer oder mithilfe eines Pürierstabs fein pürieren und in ein Glas füllen.

ABENDESSEN

Brokkoli-Curry-Suppe

Zubereitungszeit: ca. 30 Minuten

338 Kalorien, 19 g KH, 32 g E, 14 g F

Zutaten

1 Knoblauchzehe
250 g Brokkoli
1 Möhre
1 TL Rapsöl
1–2 TL scharfes Currypulver
1 TL Kardamompulver
200 ml Gemüsebrühe
200 ml Kokosmilch, light
Salz
Pfeffer
150 g Fischfilet (z. B. Kabeljau)

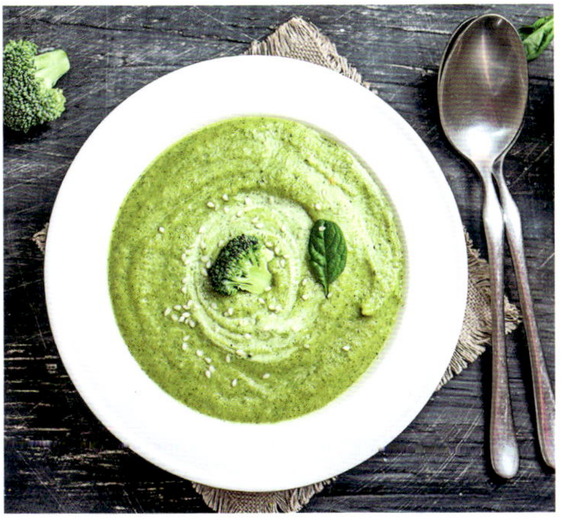

Zubereitung

Knoblauchzehe schälen und fein würfeln. Brokkoli putzen, in kleine Röschen schneiden, Stiele schälen und in Stücke schneiden. Möhre waschen und in schmale Streifen schneiden.

Rapsöl in einem Topf erhitzen und den Knoblauch darin anbraten. Curry, Kardamom und Gemüse hinzufügen. Mit Gemüsebrühe und Kokosmilch ablöschen. Salz und Pfeffer hinzufügen und ca. 4 Minuten zugedeckt dünsten.

Inzwischen das Fischfilet waschen, trocken tupfen und in etwa 3 Zentimeter große Würfel schneiden. Den Fisch zur Suppe geben und ca. 5 Minuten gar ziehen lassen.

TIPP

Kardamom wirkt verdauungsfördernd und hilft bei Blähungen.
Brokkoli ist besonders kalorienarm und milder als andere Kohlsorten. Er ist reich an den Nährstoffen Kalzium, Eisen und Magnesium und hat viele Ballaststoffreich. Brokkoli unterstützt die Immunabwehr durch seinen hohen Gehalt an Vitamin C, Beta-Carotin und Zink.

Fischfrikadellen auf Möhrensalat mit Ingwer

Zubereitungszeit: ca. 45 Minuten

387 Kalorien, 21 g KH, 33 g E, 19 g F

Zutaten

1 Frühlingszwiebel oder ½ Zwiebel
3 Zweige Koriander
150 g frisches Seelachsfilet
Salz
Cayennepfeffer
1 Möhre
2 cm frischer Ingwer
1 Msp. Abrieb von einer Bio-Limettenschale
1 TL Zitronen- oder Limettensaft
Honig
1 TL Rapsöl
1 EL Erdnüsse, ungesalzen, geröstet
1 Blatt Backpapier

Zubereitung

Die Frühlingszwiebel waschen, putzen, fein würfeln. Die Blättchen von den Korianderstielen abzupfen und fein hacken.

Das Seelachsfilet mit einem großen scharfen Messer erst in dünne Scheiben schneiden, dann so fein wie möglich hacken. Mit den Frühlingszwiebeln und dem gehackten Koriander (1 TL zurückbehalten) in eine Schüssel geben. Mit Salz und Cayennepfeffer kräftig würzen und gut mischen. 20 Minuten kalt stellen.

Die Möhre waschen und in dünne Scheiben schneiden. Den Ingwer schälen und fein reiben. Mit der abgeriebenen Limettenschale, Zitronen- oder Limettensaft, Honig und etwas Salz in einer Schüssel verrühren, Öl und die Möhrenscheiben unterheben. Die Erdnüsse grob hacken und beiseitestellen.

Aus der Fischmasse mit feuchten Händen zwei gleich große Frikadellen formen. Rapsöl in einer beschichteten Pfanne erhitzen, mit Backpapier auslegen und die Frikadellen darin bei starker Hitze von jeder Seite 3–4 Minuten braten. Mit dem Möhrensalat anrichten und mit übrig gebliebenen Blättchen vom Koriandergrün und den Erdnüssen bestreuen.

TIPP

Koriander wirkt verdauungsfördernd, krampflösend und antibakteriell. Ingwer hilft bei Übelkeit, verbessert die Vitalität, wirkt entzündungshemmend und stärkt die Immunabwehr.

Fisch-Gemüse-Pfanne mit Kokosmilch

Zubereitungszeit: ca. 20 Minuten

418 Kalorien, 21 g KH, 26 g E, 26 g F

Zutaten

125 g Fischfilet, TK oder frisch (z. B. Seelachs oder Lachs)
1 EL Zitronensaft
Salz
Pfeffer
1 kleine Zucchini
1 gelbe Paprika
1 Zwiebel oder ½ Paket TK-Zwiebeln
1 EL Rapsöl
1 cm frischer Ingwer
½ Packung Knoblauch, TK
100 ml Kokosmilch, light
½ Packung Dill, TK

Zubereitung

Fisch auftauen, falls TK. Säubern, mit Zitronensaft beträufeln und ca. 10 Minuten durchziehen lassen. Salzen, pfeffern, in mundgerechte Stücke schneiden und beiseitestellen.
Gemüse waschen, putzen und klein schneiden. In einer beschichteten Pfanne Öl erhitzen und alles anbraten. Mit Salz, Pfeffer und Knoblauch abschmecken.
Wenn das Gemüse gut angebraten ist, die Kokosmilch dazugießen und aufkochen lassen. Ca. 5 Minuten auf kleiner Flamme ohne Deckel köcheln lassen, bis die Soße etwas reduziert ist.
Fisch dazugeben, alles noch einmal aufkochen und ca. 5 Minuten köcheln lassen. Nach Geschmack mit Dill bestreuen.

TIPP

Dill enthält ätherische Öle, die verdauungsfördernd, krampflösend und beruhigend auf die Nerven wirken. Daher ist Dill besonders geeignet bei Verdauungsproblemen, Magenverstimmungen oder Blähungen.

Gefüllte Paprika

Zubereitungszeit: ca. 45 Minuten

437 Kalorien, 26 g KH, 26 g E, 25 g F

Zutaten

1 rote Paprika
½ Zwiebel (ca. 40 g)
1 Knoblauchzehe
2 TL Rapsöl
1 TL Thymian, gerebelt
100 g Rinderhack
Salz
Pfeffer
100 g Tomaten
1 EL Vollkornsemmelbrösel
1–2 Zweige glatte Petersilie
75 g Joghurt, 1,5 % Fett

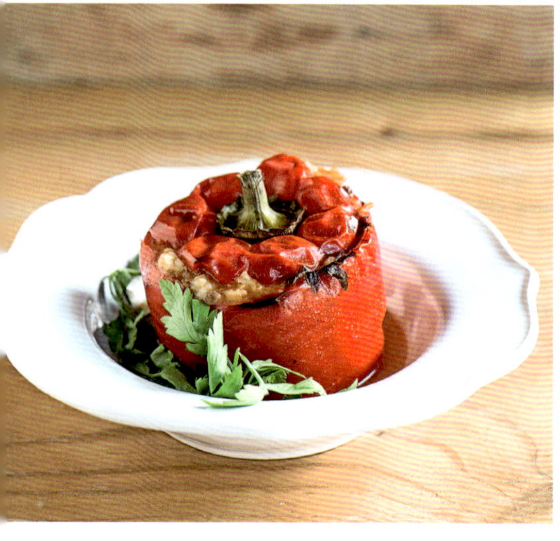

Zubereitung

Paprika waschen, längs halbieren und entkernen. Zwiebel und Knoblauchzehe pellen und fein würfeln. Tomaten waschen und grob würfeln.
1 TL Öl in einem Topf erhitzen. Zwiebel, Knoblauch und Thymian darin bei mittlerer Hitze 2 Minuten dünsten. Kurz abkühlen lassen, mit dem Hack mischen und mit Salz und Pfeffer würzen.
Auflaufform mit wenig Öl fetten. Tomaten darin verteilen, salzen und pfeffern. Paprika mit der Hackmischung füllen und auf die Tomaten legen. Semmelbrösel mit dem Rest Öl mischen und auf die Paprika streuen. Im heißen Ofen bei 180 °C auf der mittleren Schiene des Backofens 30 Minuten garen.
Petersilienblätter abzupfen und hacken. Paprika mit Petersilie bestreuen, das Joghurt als Beilage in eine kleine Schüssel füllen.

TIPP

Zwiebel und Knoblauch enthalten den Wirkstoff Glukokinin, der den Zuckerstoffwechsel fördert und so den Blutzuckerspiegel senkt. Die schwefelhaltigen Zwiebelwirkstoffe beeinflussen in der Leber direkt die Cholesterinbildung. Sie hemmen die Bildung des „schlechten" LDL und fördern das „gute" HDL.

Hähnchen-Avocado-Salat

Zubereitungszeit: ca. 25 Minuten

515 Kalorien, 21 g KH, 43 g E, 28 g F

Zutaten

150 g Hähnchenbrustfilet
Salz
Pfeffer
Paprikapulver, edelsüß
3 TL Rapsöl
75 g Joghurt, 1,5 % Fett
3 TL Zitronensaft
½ TL Zitronenschale
Agavendicksaft
1 Römersalatherz oder ein anderer Kopfsalat
1 Möhre, mittelgroß
½ Avocado (ca. 80 g)

Zubereitung

Hähnchenbrustfilet mit Salz, Pfeffer und Paprikapulver würzen. In einer Pfanne 2 TL Öl erhitzen und das Filet bei schwacher bis mittlerer Hitze von beiden Seiten je 7–8 Minuten anbraten. Aus der Pfanne nehmen und in dünne Scheiben schneiden.

Inzwischen Joghurt mit 1 TL Zitronensaft, 1 TL Öl und der Zitronenschale glatt rühren. Mit Salz, Pfeffer und etwas Agavendicksaft abschmecken.

Salat putzen, waschen und in Stücke schneiden. Möhre waschen, längs halbieren und schräg in dünne Scheiben schneiden. Avocado schälen, entkernen und in Scheiben schneiden. Sofort mit 2 TL Zitronensaft beträufeln.

Möhren, Römersalat, Hähnchen und Avocado auf einen Teller anrichten und mit Zitronenjoghurt beträufeln.

TIPP

Zitronen fördern die Tätigkeit des Stoffwechsels und der Verdauung und wirken durchblutungsfördernd. Darüber hinaus können sie bei Sodbrennen helfen.

Mexikanischer Salat mit Garnelen

Zubereitungszeit: ca. 20 Minuten

435 Kalorien, 9 g KH, 30 g E, 26 g F

Zutaten

½ Kopfsalat oder anderer Salat
2 Tomaten
1 Limette
Salz
Pfeffer
Agavendicksaft
3 TL Rapsöl
100 g Garnelen, TK oder küchenfertig
½ Avocado
Chilipulver
etwas glatte Petersilie oder Koriander

TIPP

Salate sind kalorienarm und machen trotzdem satt. Sie versorgen uns mit wertvollen sekundären Pflanzenstoffen wie etwa Carotinoiden, Flavonoiden, Phytosterinen oder Polyphenolen, die Herz-Kreislauf-Erkrankungen vorbeugen.

Zubereitung

Salat waschen, putzen und in mundgerechte Stücke zupfen. Tomaten waschen, halbieren, in Spalten oder Würfel schneiden. Limette heiß abbrausen, trocken tupfen und etwa 1 TL Schale fein abreiben. Anschließend die Limette auspressen. Limettensaft mit Salz, Pfeffer und Agavendicksaft abschmecken. 2 TL Öl unterschlagen.

Garnelen waschen und trocken tupfen. Avocado schälen, entkernen, die Hälfte des Fruchtfleischs klein schneiden und mit dem Dressing beträufeln. 1 TL Öl in einer Pfanne erhitzen. Garnelen darin rundherum 2–3 Minuten braten, leicht salzen und mit Chili abschmecken, herausnehmen.

Den Salat mit Avocado, Tomaten und Dressing mischen, auf einem Teller anrichten. Garnelen daraufgeben und den Salat mit Petersilie oder Koriander garnieren.

Power-Salat mit Basilikum-Spinat

Zubereitungszeit: ca. 20 Minuten

453 Kalorien, 11 g KH, 41 g E, 26 g F

Zutaten

1 Handvoll frisches Basilikum
100 g frischer Blattspinat
100 g Kirschtomaten (ca. 5 Stück)
150 g Hähnchenbrustfilet
Salz, Pfeffer
2 EL Rapsöl
je 1 TL Zitronensaft und Orangensaft
1 Msp. Senf, mittelscharf
Agavendicksaft
1 TL Sesam

Zubereitung

Basilikumblätter abzupfen. Spinat putzen, waschen und abtropfen lassen. Tomaten waschen und halbieren. Fleisch abbrausen, trocken tupfen und rundherum salzen und pfeffern. In 1 EL heißem Öl in einer Pfanne 4–5 Minuten braten.

Zitronen- und Orangensaft, Senf, Salz und Pfeffer verrühren. 1 EL Öl unterschlagen, mit Agavendicksaft abschmecken. Sesam ohne Fett kurz anrösten. Basilikum, Spinat, Tomaten mit dem Dressing mischen. Salat auf einem Teller anrichten. Fleisch in 1 cm dicke Scheiben schneiden und auf den Salat geben. Mit Sesam überstreuen.

Putengeschnetzeltes mit Tomatensalat

Zubereitungszeit: ca. 20 Minuten

666 Kalorien, 19 g KH, 52 g E, 42 g F

Zutaten

150 g Putenfleisch
2 Frühlingszwiebeln
2 EL Erdnüsse, ungesalzen, geröstet
2 Zweige frischer Koriander
2 Tomaten (ca. 150 g)
1 TL Essig
2 TL Rapsöl
Salz, Pfeffer, 1 EL Chilipaste oder Sambal Oelek

Zubereitung

Putenfleisch in Streifen schneiden. Frühlingszwiebeln putzen, schräg in Ringe schneiden. Erdnüsse grob hacken. Das Koriandergrün grob hacken.

Die Tomaten waschen und klein schneiden. Für das Dressing den Essig und 1 TL Öl miteinander verrühren und mit Salz und Pfeffer würzen. Tomaten, die Hälfte der Frühlingszwiebeln und das Dressing in einer Schüssel miteinander vermengen.

1 TL Öl in einer Pfanne erhitzen und das Fleisch darin anbraten. Chilipaste zugeben, etwa 3 Minuten mitbraten. Koriander und den Rest der Frühlingszwiebeln dazugeben, kurz mitbraten, auf einen Teller geben und mit den Erdnüssen bestreuen.

Algenburger mit Chilisauce

Zubereitungszeit: 25 Minuten

400 Kalorien, 20 g KH, 24 g E, 27 g F

Zutaten

1 Tomate, klein
1 Blatt Kopfsalat
1 Algenburger (80 g)
Pfeffer
1 TL Rapsöl
1 Eiweiß- oder Vollkornbrötchen
1 EL Chilisauce oder Chutney
1 EL Frischkäse, 17 % Fett

Zubereitung

Die Tomate waschen und in Scheiben schneiden. Salatblatt waschen und trocken schleudern oder tupfen.

Den Algenburger mit Pfeffer würzen. Öl in einer beschichteten Pfanne erhitzen und den Burger darin von beiden Seiten 4–5 Minuten braten. Inzwischen das Brötchen aufschneiden, die untere Hälfte mit Chilisauce bestreichen und mit dem Salatblatt belegen.

Den Algenburger daraufgeben und die Tomatenscheiben darüber verteilen. Die obere Brötchenhälfte mit 1 EL Frischkäse bestreichen und aufsetzen.

Steak auf Gemüsestreifen

Zubereitungszeit: ca. 30 Minuten

420 Kalorien, 18 g KH, 46 g E, 18 g F

Zutaten

1 Möhre
1 rote Paprika
50 g Zuckerschoten
1 TL Sesamöl
1 EL Sojasauce
1 EL Limettensaft oder Zitrone
180 g Rindersteak
2 Zweige Koriander o. andere frische Kräuter

Zubereitung

Möhre, Paprika und Zuckerschoten waschen, putzen und in Streifen schneiden. Sesamöl in einer großen Pfanne erhitzen, Möhrenstreifen etwa 5 Minuten anbraten, dann das restliche Gemüse hinzufügen und weitere 5 Minuten braten. Sojasoße und Limettensaft hinzugeben. Gemüse auf einem Teller warm halten.

Steak kurz abwaschen, trocken tupfen und in einer beschichteten Pfanne sehr heiß braten, nicht länger als 2 oder 3 Minuten pro Seite. Mit Salz und Pfeffer würzen und auf einem Teller einige Minuten abgedeckt ruhen lassen. Koriander waschen, trocknen und klein hacken. Das Steak zum Gemüse auf den Teller geben und mit Koriander bestreuen.

Rucola-Lachs-Salat

Zubereitungszeit: ca. 15 Minuten

469 Kalorien, 22 g KH, 29 g E, 28 g F

Zutaten

2 Handvoll Rucola oder anderer Salat
2 Tomaten (150 g)
1 Dose Mais (50 g)
100 g Lachs, geräuchert
Salz
Pfeffer
1 EL Rapsöl

Zubereitung

Rucola waschen, abtropfen lassen, klein zupfen und in eine Schale geben. Tomaten waschen, würfeln und auf den Rucola geben. Den Mais abtropfen lassen (die Flüssigkeit dabei auffangen) und über den Salat verteilen. Lachs in Streifen schneiden und zum Salat geben. Den Salat mit Salz und Pfeffer würzen. Rapsöl und etwas Maiswasser mischen und über den Salat geben.

TIPP

Mais ist ein besonders wichtiges Getreide für Menschen, die kein Gluten vertragen. Aufgrund seines hohen Ballaststoffgehalts ist er gut zum Abnehmen geeignet. Er macht länger satt, denn der im Mais enthaltene Zucker geht nur langsam ins Blut, so wird der Insulinspiegel im Blut über längere Zeit konstant gehalten. Darüber hinaus wirkt Mais entwässernd.

Thunfischsalat

Zubereitungszeit: ca. 20 Minuten

467 Kalorien, 23 g KH, 45 g E, 19 g F

Zutaten

1 Ei
½ rote Paprika
1 Dose Mais (50 g)
1 Bund glatte Petersilie oder Koriander
1 Dose Thunfisch im eigenen Saft
1 EL Rapsöl
1 EL Zitronensaft
Salz
Pfeffer
Muskatnuss

Zubereitung

Das Ei hart kochen. Die Paprika waschen und in kleine Stückchen schneiden. Mais aus der Dose nehmen und abtropfen lassen. Petersilie oder Koriander waschen, trocken schütteln und klein hacken.

Den Thunfisch in eine mittelgroße Schüssel geben, den eigenen Saft unterrühren. Paprika, Mais, Kräuter und Rapsöl ebenfalls hinzufügen und mit Zitronensaft, Salz, Pfeffer und Muskatnuss würzen und vermengen. Das Ei abpellen, in kleine Stücke schneiden und über den Salat geben.

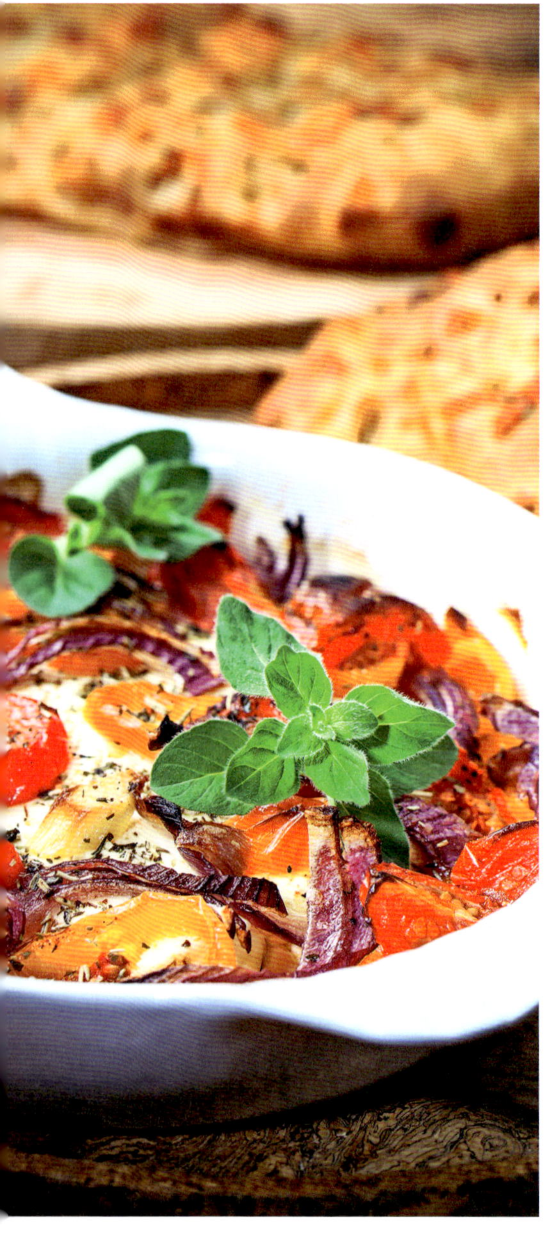

Gebackener Schafskäse

Zubereitungszeit: ca. 20 Minuten

452 Kalorien, 10 g KH, 33 g E, 31 g F

Zutaten

1 mittelgroße rote Zwiebel
2 Tomaten (ca. 150 g)
Salz
Pfeffer
150 g Schafskäse aus der Salzlake, light
1 EL Olivenöl
1–2 Zweige glatte Petersilie oder Basilikum

Zubereitung

Zwiebel in feine Ringe schneiden, Tomaten waschen und in Scheiben schneiden. Zwiebeln und Tomaten in eine Auflaufform schichten. Mit etwas Salz und reichlich Pfeffer würzen.

Schafskäse abtropfen lassen und auf das Gemüse geben, etwas Olivenöl darüberträufeln. Im heißen Ofen bei 240 °C (Umluft 220 °C) auf der mittleren Schiene 15–20 Minuten überbacken.

Mit grob gezupften Petersilienblättchen oder Basilikum bestreuen.

TIPP

Petersilie regt den gesamten Verdauungstrakt an und wirkt harntreibend. Sie enthält Vitamin C, A, E und Beta-Carotin.

Salat mit Ingwermöhren

Zubereitungszeit: ca. 30 Minuten

705 Kalorien, 30 g KH, 28 g E, 52 g F

Zutaten

150 g Möhren
2 cm frischer Ingwer
½ kleiner Kopfsalat oder anderer Salat
1 EL Erdnüsse, gesalzen, geröstet
2 EL Zitronensaft
2 TL Honig
Salz
Pfeffer
6 TL Rapsöl
100 g Tofu
1–2 Zweige Petersilie

Zubereitung

Möhren waschen und in ½ cm dicke Scheiben schneiden. Ingwer schälen und fein würfeln. Vom Kopfsalat die äußeren Blätter entfernen. Den Strunk herausschneiden. Blätter waschen und vorsichtig trocken schleudern.

Erdnüsse grob hacken. 3 TL Zitronensaft mit etwas Honig, Salz und Pfeffer verrühren. 4 TL Öl nach und nach unterrühren. Tofu in Würfel schneiden, Petersilie waschen und hacken.

1 TL Öl in einem Topf erhitzen. Möhren und Ingwer zugeben, salzen, bei mittlerer Hitze 2 Minuten dünsten. 1 TL Wasser, 1 TL Zitronensaft und den Rest Honig zugeben und die Möhren zugedeckt 5 Minuten bissfest garen.

Möhren evtl. mit Salz und Pfeffer nachwürzen und aus den Topf nehmen. Einen weiteren TL Öl in demselben Topf erhitzen und darin die Tofuwürfel kross anbraten. Den Rest Honig, Petersilie und etwas Salz mit zum Tofu geben und ca. 10 Sekunden karamellisieren lassen. Die Würfel auf ein Stück Küchenpapier legen und mit Salz und Pfeffer noch einmal würzen.

Salatblätter grob zupfen und vorsichtig mit den Ingwermöhren und dem Zitronendressing mischen. Mit Erdnüssen und den Tofuwürfeln bestreuen.

BROTE

Veganes Bananenbrot

Zubereitungszeit: ca. 20 Minuten
Backzeit: ca. 1 Stunde

Bei 10 Scheiben pro Scheibe:
219 Kalorien, 31 g KH, 5 g E, 9 g F

Zutaten

200 g Roggenvollkornmehl
50 g Hafervollkornflocken
50 g Haselnüsse, gemahlen
50 g brauner Zucker
1 Päckchen Bourbonvanillezucker
2 TL Backpulver
2 Bananen
2 EL Rapsöl
100 ml Sojamilch
100 g Studentenfutter nach Belieben
Fett für die Form

Zubereitung

Mehl, Hafervollkornflocken, Haselnüsse, Zucker, Vanillezucker und Backpulver mit einem Löffel vermischen. Bananen schälen, in Stücke schneiden und mit der Gabel zerdrücken. Die Bananenmasse, das Öl und die Sojamilch zu der Mehl-Zucker-Mischung geben und mit einem Handrührgerät vermengen, bis ein homogener Teig entsteht. Nach Belieben die Trockenfrüchte und Nüsse zum Teig geben und untermischen.

Den Teig in eine gefettete Kastenform geben und im vorgeheizten Ofen bei 170 °C etwa 1 Stunde backen. Vor dem Herausnehmen Stäbchenprobe machen.

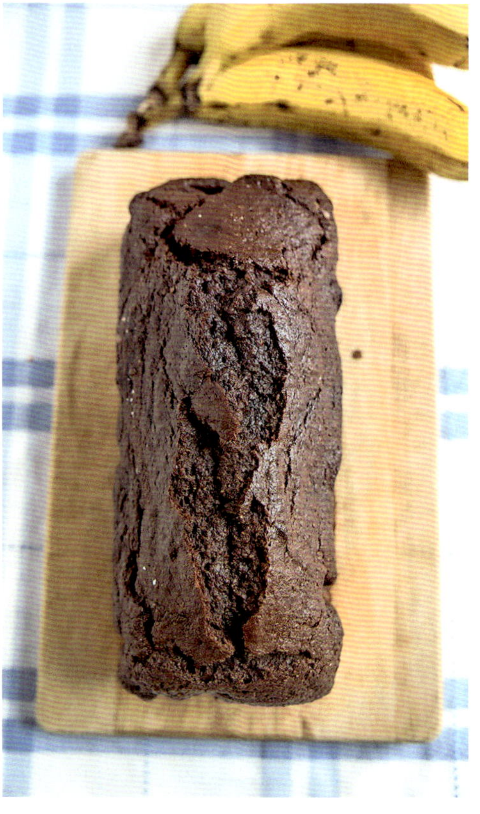

Apfelbrot mit Rosinen

Zubereitungszeit: ca. 30 Minuten
Backzeit: ca. 1 Stunde

Bei 20 Scheiben pro Scheibe:
118 Kalorien, 20 g KH, 3 g E, 3 g F

Zutaten

500 g Äpfel
1 EL Zitronensaft
75 g Honig, flüssig
100 g Rosinen
100 g Feigen oder Aprikosen, getrocknet
250 g Vollkornmehl
½ Päckchen Backpulver
1 Prise Nelkenpulver
1 TL Zimt
100 g Mandeln
1 TL Butter
Fett für die Form

Zubereitung

Äpfel waschen, vierteln, entkernen und raspeln. In eine Schüssel geben und mit Zitronensaft und Honig beträufeln. Den Backofen auf 175 °C vorheizen. Rosinen mit heißem Wasser übergießen und abtropfen lassen. Die Feigen bzw. Aprikosen klein schneiden.

Mehl mit Backpulver vermischen. Nelkenpulver und Zimt dazugeben. Geraspelte Äpfel, Rosinen, Feigen oder Aprikosen und Mandeln untermischen und alle Zutaten zu einem Teig verarbeiten. Teig in eine gefettete Kastenform einfüllen und ca. 1 Stunde auf der unteren Schiene backen.

Vollkorn-Bananenbrot

Zubereitungszeit: ca. 20 Minuten
Backzeit: ca. 1 Stunde und 10 Minuten

Bei 16 Scheiben pro Scheibe:
177 Kalorien, 15 g KH, 8 g E, 9 g F

Zutaten

3 große Bananen, reif
4 Eier
180 g Vollkornmehl
100 g Sojamehl
40 g Leinsamen, geschrotet
75 g Amarant, gepoppt
50 g Walnüsse, zerhackt oder Hanfsamen
150 ml Sojamilch
2 Päckchen Backpulver
1 EL Rapsöl
1 Prise Salz
Fett für die Form

Zubereitung

Backofen auf 160 °C Ober-/Unterhitze vorheizen. Bananen schälen, in Stücke schneiden und mit der Gabel zerdrücken. Alle restlichen Zutaten mischen, das Bananenmus dazugeben und gut vermengen.

Den Teig in eine gefettete Kastenform einfüllen und ca. 70 Minuten backen.

Metabolic-Ernährungsplan für 10 Tage

MORGENS	VORMITTAGS-SNACK	MITTAGS	NACHMITTAGS-SNACK	ABENDS
Tag 1				
Belegtes Brötchen mit Putenbrust und Paprika (S. 93)	**250 g Kirschen**	**Kirsch-Schoko-Milch** (S. 102)	**½ gelbe Paprika**	**Gebackener Schafskäse** (S. 118)
Tag 2				
Räucherlachs-Kanapees (S. 99)	**Schoko-Nuss-Proteinriegel** (S. 132)	**Gurken-Kresse-Drink** (S. 101)	**30 g Mango, getrocknet**	**Rucola-Lachs-Salat** (S. 117)
Tag 3				
Möhren-Apfel-Müsli (S. 100)	**4 Aprikosen, getrocknet**	**Tomaten-Shake** (S. 108)	**½ Apfel mit Naturjoghurt oder Magerquark**	**Fisch-Gemüse-Pfanne mit Kokosmilch** (S. 111)
Tag 4				
Wach-auf-Frühstück mit Joghurt und Beeren (S. 98)	**Schoko-Nuss-Proteinriegel** (S. 132)	**Beerenmilch mit Mohn** (S. 102)	**1 Handvoll Studentenfutter**	**Power-Salat mit Basilikum-Spinat** (S. 115)
Tag 5				
Amarant-Müsli (S. 80)	**4 Aprikosen, getrocknet**	**Limetten-Avocado-Shake** (S. 104)	**Schoko-Nuss-Proteinriegel** (S. 132)	**Brokkoli-Curry-Suppe** (S. 109)
Tag 6				
Herzhaftes-Schlank-Sandwich + 1 Ei (3 Eier kochen) (S. 95)	**Schoko-Nuss-Proteinriegel** (S. 132)	**Honig-Nuss-Milch** (S. 105)	**1 Ei**	**Fischfrikadellen auf Möhrensalat mit Ingwer** (S. 110)

MORGENS	VORMITTAGS-SNACK	MITTAGS	NACHMITTAGS-SNACK	ABENDS
Tag 7				
Papayasalat mit Granatapfel (S. 100)	**Kiwi-Pfirsich-Breezer** (doppelte Menge zubereiten) (S. 139)	**Pikante Melonen-Milch** (S. 105)	**restliche Melone oder Melonen-Drink mit Heidelbeeren** (S. 138)	**Mexikanischer Salat mit Garnelen** (S. 114)
Tag 8				
Käse-Vollkornbrot mit Kresse (S. 93)	**Kiwi-Pfirsich-Breezer** (S. 139)	**Rucola-Shake** (S. 107)	**Vollkorn-Knäckebrot mit Avocado** (S. 134)	**Hähnchen-Avocado-Salat** (S. 113)
Tag 9				
Knäckebrot mit Radieschenquark (S. 96)	**Reste aus vergangenen Rezepten aufessen** (z. B. Mango oder Möhrensaft)	**Zucchini-Mango-Shake** (S. 106)	**4 Aprikosen, getrocknet**	**Thunfisch-Salat** (2 Eier kochen für Tag 10) (S. 117)
Tag 10				
Orientalisches Müsli (S. 97)	**1 Ei, ½ Paprika**	**Radieschen-Milch** (S. 103)	**4 Aprikosen, getrocknet**	**Putengeschnetzeltes mit Tomatensalat** (S. 115)

SNACKS FÜR DETOX UND METABOLIC

Grundsätzlich sollten drei Mahlzeiten am Tag ausreichen. Wenn Sie aber doch einmal der kleine Hunger zwischendurch überfällt, können Sie hier auf eine reiche Auswahl an Snacks zurückgreifen. Einige Snacks eignen sich sowohl für die Detox-Phase als auch für die Metabolic-Phase, andere nur für die Metabolic-Phase. Sie sind deswegen entsprechend gekennzeichnet: DM für die Detox-Phase und die Metabolic-Phase, M für nur die Metabolic-Phase.
Die Snacks teilen sich in drei Gruppen:

- Für zwischendurch: Snacks, die Sie „auf die Hand" nehmen
- kleine Gerichte, die etwas mehr Zubereitungszeit (5–10 Minuten) erfordern, und
- Drinks und Smoothies

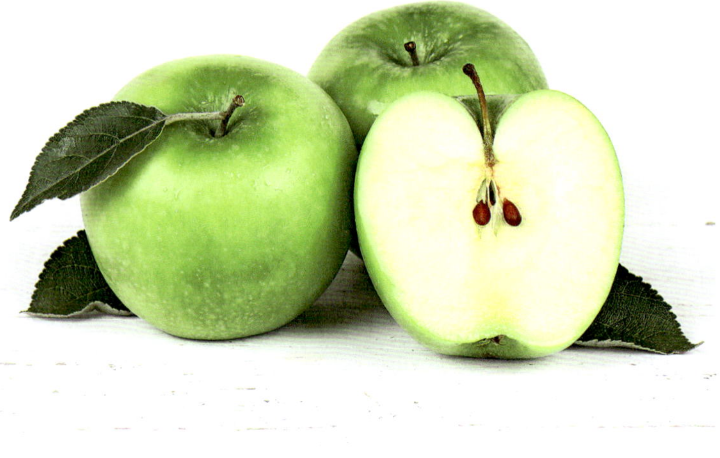

FÜR ZWISCHENDURCH

Ananas DM

1 Portion (150 g): 84 Kalorien, 20 g KH, 1 g E, 0 g F
Detox-Phase: Ananas ist vor allem reich an Vitamin C, enthält in kleineren Mengen aber auch einige Mineralstoffe wie Kalzium und Magnesium. Die exotische Frucht wirkt basisch und eignet sich daher bestens, um den Säure-Basen-Haushalt im Gleichgewicht zu halten.
Metabolic-Phase: Die gelbe exotische Frucht schmeckt nicht nur gut, sondern liefert dem Körper viele wichtige Nährstoffe. So deckt eine Portion schon ein Drittel Ihres täglichen Vitamin-C-Bedarfs. Außerdem liefert Ananas B-Vitamine, Kalium, Magnesium und Zink. Das in Ananas enthaltende Bromelain sorgt für besondere Heilwirkungen: Förderung der Verdauung und Durchblutung, Entzündungshemmung und Entwässerung.

Apfel DM

1 Portion (125 g): 65 Kalorien, 14 g KH, 0 g E, 1 g F
Detox-Phase: „An apple a day keeps the doctor away" – an diesem Spruch ist tatsächlich etwas dran. Denn ein Apfel enthält viele Vitamine und Mineralstoffe: Vitamin C trägt zu einem intakten Immunsystem bei, Vitamin E schützt die Zellen vor freien Radikalen und fungiert damit als Gefäßschützer. Die im Apfel enthaltenen sekundären Pflanzenstoffe wie Flavonoide und Phenolsäuren können Herzinfarkten vorbeugen und zusammen mit Vitamin C und dem Ballaststoff Pektin das Entstehen von Krebszellen vorbeugen. Des Weiteren senkt Pektin den Cholesterinspiegel und bindet und scheidet Schadstoffe aus.

Metabolic-Phase: Die enthaltenen B-Vitamine helfen bei wichtigen Stoffwechselvorgängen mit. Ballaststoffe sorgen für eine lang anhaltende Sättigung und verhindern einen schnellen Blutzuckeranstieg und somit Heißhungerattacken. Meiden Sie das Schälen des Apfels, denn dort sitzen bis zu 70 % der Nährstoffe!

Banane DM

1 Portion (120 g): 108 Kalorien, 26 g KH, 1 g E, 0 g F
Detox-Phase: Diese einzigartige Tropenfrucht ist sehr reich an Kalium und gleichzeitig salzarm, was sie zu einem perfekten Partner im Kampf gegen Bluthochdruck macht. Obwohl Bananen reichlich Ballaststoffe enthalten, sind sie generell leicht verdaulich, wodurch sie helfen können, die Darmtätigkeit zu normalisieren.
Metabolic-Phase: Bananen eignen sich hervorragend als Snack vor dem Sport. Sie sind leicht verdaulich, versorgen Muskeln und Nerven schnell mit Energie und enthalten wichtige B-Vitamine für zahlreiche Stoffwechselfunktionen.

Ei, hart gekocht M

1 Ei: 93 Kalorien; 0 g KH, 8 g E, 7 g F
Detox-Phase: In der Detox-Phase wird kein tierisches Eiweiß gegessen. Dass Eier den Cholesterinspiegel ansteigen lassen, ist ein reiner Mythos. Zwar enthalten sie Cholesterin, doch wird dieses von unserem Körper für die Produktion von Verdauungssäften gebraucht und deshalb sogar selbst hergestellt. Bei erhöhter Cholesterinzufuhr wird die eigene Cholesterinproduktion daher einfach reduziert. Zumindest bei gesunden Menschen besteht also kein Grund zur Sorge. Stattdessen entgeht vielen durch den unnötigen Verzicht auf Eier eine hohe Anzahl von Vitaminen

und Spurenelementen wie Vitamin D, A, B, Folsäure, Eisen und Zink.
Metabolic-Phase: Eier enthalten viel hochwertiges Protein. Im Gegensatz zu anderen Proteinquellen kann es vom menschlichen Körper zu 100 % in eigene Proteinstrukturen (wie etwa die Muskeln und die Haut) umgewandelt werden. Mit Zink ist außerdem ein Spurenelement enthalten, das nicht nur an wichtigen und sehr vielen Stoffwechselvorgängen beteiligt ist, sondern, wenn es fehlt, auch die Ausdauerleistung signifikant verschlechtert.

Heidelbeeren DM

1 Portion (100 g): 63 Kalorien; 11 g KH, 1 g E, 1 g F
Detox-Phase: Studien belegen, dass der Verzehr von Heidelbeeren das Risiko, an Herz-Kreislauf-Erkrankungen zu erkranken, deutlich senkt. Das liegt an ihrem hohen Ballaststoffgehalt und dem reichlich enthaltenen Vitamin E. Zusätzlich stecken in den blauen Beeren viel Vitamin C sowie sekundäre Pflanzenstoffe, was ein intaktes Immunsystem unterstützt.
Metabolic-Phase: Mit Heidelbeeren purzeln die Pfunde, das belegen mehrere Studien. Zum einen enthalten sie selbst sehr wenige Kalorien, zum anderen verhindern Sie Heißhungerattacken und verlängern das Sättigungsgefühl. Außerdem schmecken viele eiweißreiche Joghurt- und Quarkspeisen mit Heidelbeeren so gut und süß, dass man sie nicht mehr zusätzlich süßen muss.

Mandeln DM

20 Stück (20 g): 119 Kalorien; 1 g KH, 4 g E, 11 g F
Detox-Phase: Mandeln enthalten neben B-Vitaminen viel Vitamin E und sind reich an Mineralstoffen. Vitamin E hat eine antioxidative Wirkung und schützt somit vor vielen Erkrankungen

wie Schlaganfällen oder Alzheimer. Trotz hohem Fettgehalt sollten Sie Mandeln nicht meiden, sondern sogar bewusst als Snack in den Tagesplan einbauen. Die ungesättigten Fettsäuren wirken sich nämlich positiv auf den Cholesterinspiegel aus. Auch Ihrem Darm und Immunsystem tun Sie mit Mandeln einen Gefallen: Sie haben eine präbiotische Wirkung und sorgen so für eine fleißige Darmflora. Zusätzlich werden Mandeln im Körper basisch verstoffwechselt und unterstützen einen ausgeglichenen Säure-Basen-Haushalt.

Metabolic-Phase: Trotz ihres hohen Kaloriengehalts machen Mandeln in Maßen schlank. Sie führen zu einer verbesserten Insulinsensitivität, das heißt, der Körper benötigt weniger Insulin, um Glukose in die Zelle zu transportieren. Die Folge ist ein weniger stark schwankender Insulinspiegel, weniger Heißhunger und eine effektivere Fettverbrennung.

Mango, getrocknet und ungezuckert DM

1 Portion (30 g): 89 Kalorien, 19 g KH, 1 g E, 1 g F

Detox-Phase: Getrocknete Mango hat einen hohen Vitamin-A-Gehalt. Dieses fettlösliche Vitamin ist an verschiedenen Prozessen der Sehfähigkeit beteiligt, hat Einfluss auf den Aufbau der Haut und Schleimhaut, erhöht die Anzahl weißer Blutkörperchen und stärkt somit auch das Immunsystem.

Metabolic-Phase: Der hohe Ballaststoffgehalt der Mango führt zu einem verstärkten Sättigungsgefühl und zu einer besseren Darmperistaltik. Die Kohlenhydrate werden außerdem langsam in das Blut abgegeben, wodurch der Blutzuckerspiegel nur langsam ansteigt.

Saure Gurken DM

1 Portion (50 g): 4 Kalorien

Detox-Phase: siehe „Maiskölbchen aus dem Glas“

Metabolic-Phase: Ein hoher Wasseranteil und wenig Kalorien zeichnen saure Gurken aus. Sie sind ein guter Füllstoff, der die Geschmacksknospen mit etwas Herzhaftem befriedigt, ohne viele Kalorien aufzunehmen. Das Wasser regt den Stoffwechsel an, weil es für einen guten Transport der Nährstoffe sorgt.

Studentenfutter DM

1 Portion (25 g): 120 Kalorien, 8 g KH, 4 g E, 8 g F

Detox-Phase: Studentenfutter ist zwar ein kalorienreicher, aber sehr gesunder Snack. Die Vitamine A und E schützen als Antioxidantien die Zellen. Die mehrfach ungesättigten Fettsäuren wirken sich nicht nur positiv auf den Cholesterinwert aus, sie wirken auch entzündungshemmend und beugen einer Vielzahl von Erkrankungen vor. Darüber hinaus sind hier viele Ballaststoffe enthalten, die nicht nur eine gesunde Darmflora unterstützen, sondern auch schädliche Schwermetalle binden und ausscheiden.

Metabolic-Phase: siehe „Mandeln“ bzw. „Mango, getrocknet und ungezuckert“

Maiskölbchen aus dem Glas DM

1 Portion (100 g): 66 Kalorien, 5 g KH, 2 g E, 0,5 g F

Detox-Phase: Die positive Wirkung milchsaurer Produkte auf die menschliche Darmflora ist wissenschaftlich belegt. Die Mikroorganismen drängen krank machende (pathogene) Keime im Verdauungstrakt zurück und fördern das Wachstum einer gesunden

Darmflora. Dadurch beugen sie unter anderem Verstopfung vor. Zudem wird die Bioverfügbarkeit des Mineralstoffs Eisen in Gegenwart von Milchsäurebakterien erhöht.

Metabolic-Phase: Wenn Sie viel Sport treiben, sind Maiskölbchen das Richtige für zwischendurch. Sie enthalten Eiweiß für die Muskeln, B-Vitamine und Magnesium für einen funktionierenden Stoffwechsel. Das Magnesium stabilisiert die Zellmembranen, senkt die Erregbarkeit der Nervenzellen und unterstützt auf diese Weise eine gesunde Muskelfunktion.

Papaya DM

1 Portion (100 g): 12 Kalorien, 2 g KH, 1 g E, 0 g F

Detox-Phase: In 100 g Papaya stecken 80 mg Vitamin C – was 80 % des Tagesbedarfs entspricht. Und auch sonst hat die Papaya einiges zu bieten: Sie unterstützt z. B. das Immunsystem und den Stoffwechsel.

Metabolic-Phase: Die Papaya ist sehr kalorienarm.

Walnüsse DM

1 Portion (30 g): 196 Kalorien, 3 g KH, 4 g E, 19 g F

Detox-Phase: 30 g Walnüsse decken schon den kompletten Tagesbedarf an mehrfach ungesättigten Fettsäuren. Hinzu kommen Vitamin E für den Zellschutz und Zink für ein intaktes Immunsystem.

Metabolic-Phase: Die enthaltenen B-Vitamine und Magnesium sind an vielen Stoffwechselvorgängen beteiligt. Magnesium wird zudem für die Muskelfunktionen benötigt. Die entzündungshemmenden Omega-3-Fettsäuren helfen nach anstrengenden Sporteinheiten bei der Regeneration.

KLEINE GERICHTE

Garnelen-Papaya-Salat M

Zubereitungszeit: 20 Minuten

154 Kalorien, 4g KH, 21g E, 6 g F

Zutaten

¼ Papaya (100 g)

1 Handvoll Feldsalat

100 g Garnelen, TK oder küchenfertig

Für das Dressing

½ Chili

1 Frühlingszwiebel

½ TL Fischsoße

1 TL Erdnuss- oder Sesamöl

2 EL Limettensaft

einige Spritzer Agavendicksaft

Zubereitung

Die Papaya schälen, halbieren, entkernen und in dünne Scheiben schneiden. Salat waschen und mit der Papaya und den Garnelen vermengen. Chili entkernen und klein hacken. Frühlingszwiebel waschen, ebenfalls in kleine Stücke schneiden.

Alle Zutaten für das Dressing in eine Schale geben, verrühren und über den Salat gießen.

Roastbeef-Wrap M

Zubereitungszeit: 10 Minuten

86 Kalorien, 7 g KH, 10 g E, 2 g F

Zutaten

1 Scheibe geräuchertes Roastbeef

1 TL Chutney

1 EL Hüttenkäse

2 rote Zwiebelringe

1 TL Mais

Zubereitung

Roastbeef ausbreiten, den Hüttenkäse mittig an einem Ende platzieren, die Zwiebeln davorlegen, mit Chutney überstreichen, dann den Mais daraufstreuen. Die Roastbeefscheibe aufrollen, mit einem Zahnstocher fixieren oder gleich essen.

Salat-Wrap (M)

Zubereitungszeit: 15 Minuten

108 Kalorien, 2 g KH, 7 g E, 8 g F

Zutaten

1 Streifen Hühnchenfleisch
1 TL Rapsöl
Paprikapulver
Salz
Pfeffer
1 Spinatblatt
1 Blatt Kopfsalat
1 Ring rote Zwiebel
1 Stück Möhre
1 dünne Scheibe Avocado
1 TL Chutney

Zubereitung

Ein etwa 8 x 2 cm großes Hühnchenstück im Öl anbraten und mit Paprika, Salz und Pfeffer würzen. Das Spinatblatt auf das Salatblatt legen und Hühnchen, Zwiebel, Möhre und Avocado mittig darauf platzieren.

Die Zutaten mit etwas Salz und Pfeffer würzen, mit Chutney bestreichen und mit dem Salatblatt einrollen. Mit einem Zahnstocher fixieren oder gleich essen.

Schoko-Nuss-Proteinriegel (M)

Zubereitungszeit: 30 Minuten

Bei 6 Portionen pro Portion:
39 Kalorien, 1 g KH, 3 g E, 3 g F

Zutaten

5 EL Hafervollkornflocken
100 ml Wasser
40 g Zartbitterschokolade
3 EL echter Kakao
20 g Kokosfett
50 g Proteinpulver
50 g Nussmix

Zubereitung

Hafervollkornflocken in eine Schale mit Wasser geben und 90 Sekunden in der Mikrowelle erwärmen oder mit heißem Wasser aufgießen. Die Schokolade und das Kokosfett zu den warmen Hafervollkornflocken geben und mit einer Gabel zu einer homogenen Masse zerkleinern. Das Proteinpulver und die Nüsse hinzugeben und verrühren.

Die Masse in einen Eiswürfelbehälter ohne Gitter füllen und für 30 Minuten in den Gefrierschrank stellen.

Low Carb Nuss-Schokolade M

Zubereitungszeit: 40 Minuten

Bei 5 Portionen pro Portion:
159 Kalorien, 8 g KH, 5 g E, 12 g F

Zutaten

200 g Nüsse nach Wahl oder gemischt (Haselnüsse, Walnüsse, Mandeln etc.)
1 TL Butter, gehäuft
200 g Schokolade (mind. 80 % Kakao)
Stevia
Salz

Zubereitung

Nüsse in einer beschichteten Pfanne bei niedriger Hitze unter Zugabe der Butter leicht anrösten, dabei immer wieder schwenken. Komplett auskühlen lassen.
Die Schokolade im Wasserbad langsam unter Rühren schmelzen. Dazu das entsprechende Äquivalent an Süßstoff geben, um 50 g Zucker zu ersetzen, und eine Prise Salz.
Mit Schokoladenform: Diese mit der flüssigen Schokolade füllen und die Nüsse dicht an dicht daraufsetzen. Ohne Form: Backpapier auf ein Backblech legen und die Schokoladenmasse daraufgießen und mit Nüssen belegen (nicht übereinander).
Bei Raumtemperatur komplett auskühlen lassen, dann Backpapier abziehen.

Scharfer Bohnendip DM

Zubereitungszeit: 20 Minuten

86 Kalorien, 11 g KH, 6 g E, 1 g F

Zutaten für 5 Portionen

650 g Kidneybohnen
160 g Tomatenpaprika (Glas)
2 frische rote Chilischoten
2 Knoblauchzehen
Salz
Zitronensaft
1 EL Walnussöl

Zubereitung

Die Bohnen abspülen und in einem Sieb mit den Tomatenpaprika abtropfen lassen. Die Chilischoten säubern, entkernen und würfeln. Knoblauch schälen und klein hacken. Die Zutaten in einem Mixer pürieren und mit Salz, Zitronensaft und Walnussöl abschmecken.

TIPP

Für die Detox-Phase: Chili enthält Capsaicin, einen Scharfmacher, der appetitzügelnd, antioxidativ, immunstärkend, entzündungs- und schmerzlindernd wirkt.
Für die Metabolic-Phase: Wie alle Hülsenfrüchte haben Kidneybohnen eine dicke Portion pflanzliches Protein und Ballaststoffe zu bieten – perfekt für alle, die sich satt essen und dabei nicht zunehmen wollen!

Vollkorn-Knäckebrot mit Avocado M

Zubereitungszeit: 5 Minuten

77 Kalorien, 7 g KH, 1 g E, 5 g F

Zutaten für 1 Portion

1 Scheibe Knäckebrot

20 g Avocado

Salz und Pfeffer

Zubereitung

Das Knäckebrot mit der zerdrückten Avocado bestreichen, nach Geschmack salzen und pfeffern.

TIPP

Durch die Kombination aus langsam verdaulichen Kohlenhydraten und gesunden Fetten wird dieser Snack langsam vom Körper aufgenommen. Das heißt, es gibt keinen hohen Blutzuckerspiegel und Heißhungerattacken können vermieden werden. Das Knäckebrot ist eine gute Ballaststoffquelle, die Avocado liefert wertvolle ungesättigte Fettsäuren.

Milchreis mit Exotensalat M

Zubereitungszeit: ca. 30 Minuten

397 Kalorien, 60 g KH, 11 g E, 6 g F

Zutaten

200 ml Milch, fettarm

1 Prise Salz

½ Vanilleschote

50 g Vollkorn-Rundkornreis

½ Grapefruit

1 Kiwi

1 TL Agavendicksaft

1 TL Kokosraspeln

1 TL Agavendicksaft

Zubereitung

Milch und Salz unter Rühren aufkochen. Vanilleschote längs aufschneiden, Mark herauskratzen und zusammen mit der Schote und dem Reis in die kochende Milch geben. Bei milder Hitze unter gelegentlichem Rühren zugedeckt 25 Minuten garen. Weiße Haut der Grapefruit entfernen und Fruchtfilets herausschneiden. Reste gut auspressen. Kiwi schälen, längs halbieren und in Scheiben schneiden. Mit dem Agavendicksaft unter die Grapefruitfilets mischen.

Kokosraspeln in einer Pfanne ohne Fett goldgelb rösten. Milchreis mit Agavendicksaft süßen, Vanilleschote entfernen. Mit Fruchtsalat und Kokosraspeln anrichten.

DRINKS UND SMOOTHIES

Früchte-Smoothie mit Feldsalat (M)

Zubereitungszeit: 10 Minuten

313 Kalorien, 56 g KH, 10 g E, 3 g F

Zutaten

100 g Erdbeeren oder Himbeeren, TK
1 Kiwi oder kleine Mango
1 kleine Banane (ca. 80 g)
1 kleiner Apfel
50 g Feldsalat
100 ml Orangensaft (100 % Direktsaft)
150 ml Buttermilch

Zubereitung

Erd- oder Himbeeren auftauen lassen. Kiwi und Banane schälen und in kleine Stücke schneiden. Apfel waschen, vierteln, Kerngehäuse entfernen, die Viertel in Stücke schneiden. Feldsalat putzen, waschen und trocken schütteln.

Himbeeren und 1 EL Wasser mit einem Pürierstab pürieren (wer mag, kann die Himbeeren durch ein Sieb streichen). Orangensaft, Kiwi, Banane, Apfel, Feldsalat und Buttermilch in einen Mixer geben und ca. 3 Minuten fein pürieren. Den Smoothie in ein hohes Glas gießen und das Himbeerpüree vorsichtig daraufgeben.

Grüner Tee mit rotem Traubensaft (M)

Zubereitungszeit: 5 Minuten

102 Kalorien, 25 g KH, 0,5 g E, 0 g F

Zutaten

1 TL grüner Tee
150 ml Traubensaft, rot (Direktsaft)
1–2 Eiswürfel

Zubereitung

Den grünen Tee mit etwa 80 °C heißem Wasser übergießen und 2–3 Minuten ziehen lassen. Den Tee abkühlen lassen, mit dem Traubensaft mischen und die Eiswürfel hinzufügen.

TIPP

Grüner Tee liegt im basischen Bereich und wirkt einer Übersäuerung entgegen. In Asien wird er besonders wegen seiner entgiftenden Wirkung geschätzt. Er wirkt stoffwechselanregend und enthält viele sekundäre Pflanzenstoffe.
Staudensellerie fördert dank eines hohen Kaliumgehalts die Entwässerung. Er wirkt allgemein kreislauf- und stoffwechselanregend und belebend und fördert die Magensäurebildung.

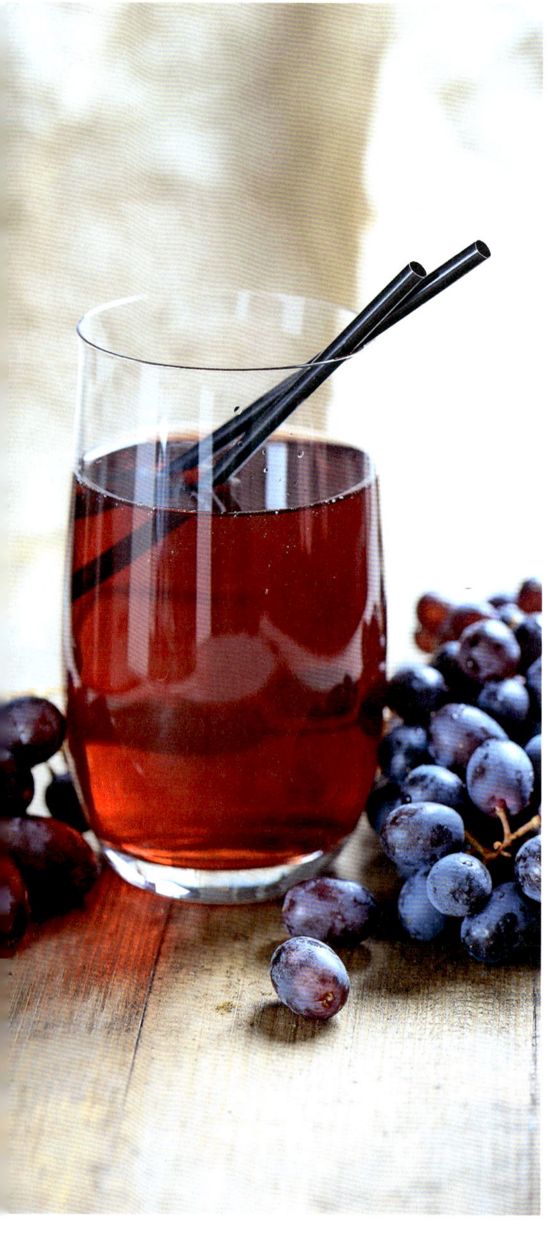

Erfrischender Rooibostee mit Traubensaft DM

Zubereitungszeit: 5 Minuten

50 Kalorien, 12 g KH, 0,2 g E, 0,1 g F

Zutaten

½ TL Rooibostee
75 ml Traubensaft (Direktsaft)
1 Eiswürfel

Zubereitung

Den Rooibostee mit 100 ml kochendem Wasser übergießen und 3–5 Minuten ziehen lassen. Anschließend abseihen und abkühlen lassen. Zum abgekühlten Tee den Traubensaft und die Eiswürfel hinzufügen.

TIPP

Rooibostee enthält Eisen, Kupfer, Natrium und Kalium und ist frei von Koffein. Er wirkt im Stoffwechsel neutralisierend auf den Säure-Basen-Haushalt.

Radical Hunter (M)

Zubereitungszeit: 12 Minuten

80 Kalorien, 15 g KH, 3 g E, 1 g F

Zutaten

50 g Mango
1 kleine Möhre (ca. 75 g)
75 g grüne Weintrauben (ohne Kerne)
1 TL Zitronensaft

Zubereitung

Mango schälen und Möhren putzen, waschen, und beides in grobe Stücke schneiden. Die Weintrauben ebenfalls putzen und waschen und mit den Mango- und Möhrenstücken gemeinsam im Mixer pürieren.

Den Zitronensaft hinzugeben und noch einmal durchmixen. Ist der Drink zu dickflüssig, kann er mit Mineralwasser verlängert werden.

TIPP

Mangos sind leicht verdaulich und säurearm und liefern jede Menge Nährstoffe. Möhren sind reich an Karotinoiden. Außerdem enthalten sie Vitamin C, Eisen und Kalium. Sie besitzen eine leicht stopfende Wirkung, die auf den hohen Pektingehalt zurückzuführen ist. Weintrauben enthalten viel Kalium.

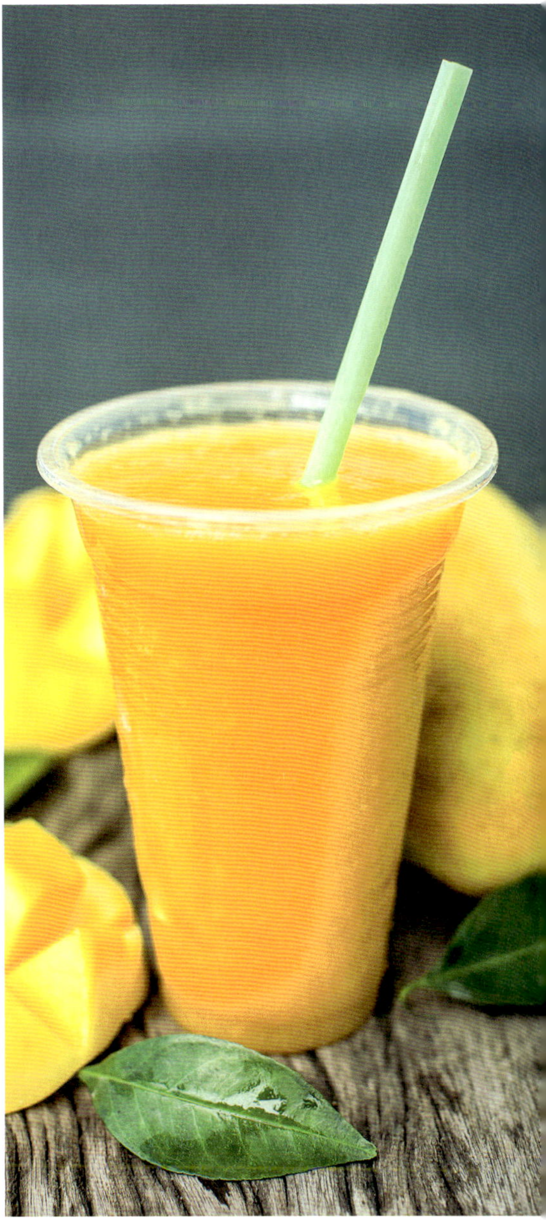

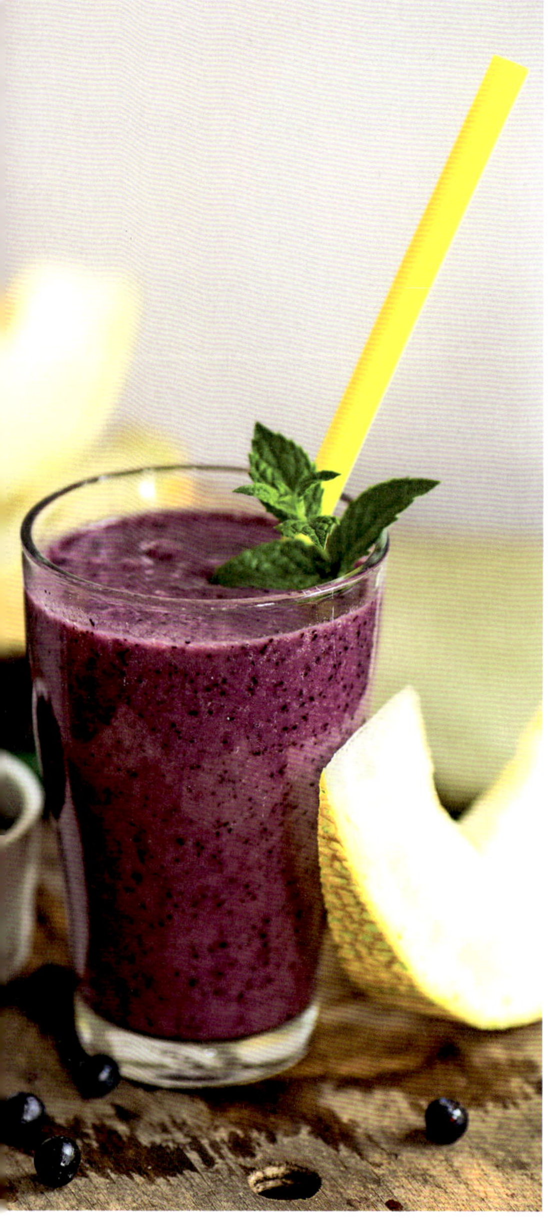

Melonen-Drink mit Heidelbeeren M

Zubereitungszeit: 10 Minuten

62 Kalorien, 13 g KH, 1 g E, 1 g F

Zutaten

125 g Melone, gekühlt
50 g Heidelbeeren
2 TL Limettensaft
100 ml Molke
1 Msp. Bourbonvanille
Honig

Zubereitung

Die Melone schälen, die Kerne entfernen und das Fruchtfleisch würfeln. Die Heidelbeeren waschen und mit der Melone im Mixer pürieren. Den Limettensaft und die Molke unter das Fruchtpüree mischen. Mit der Vanille und ggf. etwas Honig abschmecken.

Kiwi-Pfirsich-Breezer (M)

Zubereitungszeit: 10 Minuten

140 Kalorien, 32 g KH, 1 g E, 1 g F

Zutaten

1 TL grüner Tee
1 Prise Zucker, braun
200 g Pfirsiche
1 Kiwi
½ Banane
1 TL Zitronensaft
Minze zum Verzieren

Zubereitung

Tee und Zucker (bei Detox ohne Zucker) in einen hohen Rührbecher geben. 200 ml Wasser aufkochen, 10 Minuten abkühlen lassen und darübergießen. Tee ca. 4 Minuten ziehen lassen, dann durch ein Sieb gießen und auskühlen lassen.

Pfirsiche waschen und klein schneiden. Kiwi schälen und klein schneiden. Die halbe Banane, Pfirsiche, Zitronensaft und 2/3 des grünen Tees pürieren. Kiwis mit dem übrigen Tee pürieren.

Zuerst den Pfirsichsaft in ein Glas füllen, dann den Kiwisaft vorsichtig zugießen. Wer mag, kann den Drink mit Minze verzieren. Wenn es schnell gehen soll, gleich alles zusammengeben.

Mandel-Ananas-Smoothie (M)

Zubereitungszeit: 10 Minuten

220 Kalorien, 3 g KH, 11 g E, 3 g F

Zutaten

1 TL Mandelblättchen
2 Scheiben frische Ananas
¼ Banane
150 ml Joghurt, mager
100 ml Orangensaft (Direktsaft)
5 EL Milch, fettarm
1 TL Rosinen

Zubereitung

Mandelblättchen in einer Pfanne ohne Fett rösten. Ananas von der Schale befreien, Kern ausstechen, Banane schälen, beides grob in Stücke schneiden. Obst in einen hohen Rührbecher geben. Joghurt, Saft und Milch zum Obst geben und alles pürieren. Den Smoothie in ein Glas füllen, Mandelblättchen und Rosinen daraufgeben.

Gemüse-Shake mit Paprika DM

Zubereitungszeit: 7 Minuten

50 Kalorien, 9 g KH, 2 g E, 0,5 g F

Zutaten

½ Paprika, rot
50 g Salatgurke
Salz
Pfeffer
Paprikapulver
125 g Molke

Zubereitung

Die Paprika waschen, putzen und in grobe Stücke schneiden. Die Gurke waschen und ebenfalls in grobe Stücke schneiden.
Die Gemüsestücke in den Mixer geben. Mit Salz, Pfeffer und Paprikapulver würzen. Die Molke hinzufügen und alles pürieren. Ggf. noch einmal abschmecken.

TIPP

Gemüse und Molke sorgen für eine positive Basenbilanz. Molke enthält wertvolle Inhaltsstoffe wie Kalzium und Magnesium bei geringem Energiegehalt.

Green Surprise M

Zubereitungszeit: 7 Minuten

104 Kalorien, 20 g KH, 4 g E, 1 g F

Zutaten

1 Handvoll frischer Spinat
35 g Salatgurke
1 Stange Staudensellerie
75 g Papaya
1 kleine Banane (ca. 80 g)
150 ml stilles Mineralwasser

Zubereitung

Gemüse und Obst waschen, putzen und in grobe Stücke schneiden. Den Spinat in den Mixbehälter geben und mit Wasser auffüllen. Den Mixvorgang auf niedrigster Stufe starten und langsam bis zur höchsten Drehzahl steigern, damit das Blattgrün fein zerkleinert wird.
Die restlichen Zutaten hinzugeben und erneut mixen. Nehmen Sie so viel Wasser, dass die Konsistenz Ihnen gefällt.

TIPP

Die im Spinat vorkommenden Nitrate nähren die Mitochondrien der Muskelzellen und versorgen so die Muskulatur mit Energie.

SAISONKALENDER

Am besten verwenden Sie immer der Jahreszeit angepasste saisonale und regionale Obst- und Gemüsesorten. Aber auch Tiefkühlprodukte sind nährstoffreich. Eine hohe Nährstoffdichte in den Lebensmitteln ist so besser gewährleistet. Hier finden Sie eine Übersicht, welche Lebensmittel Sie wann bei uns in den Läden und auf dem Markt frisch vorfinden.

Frisch im Januar

Gemüse: Bleich- und Staudensellerie, Champignons, Chicorée, Kartoffeln, Kohlrabi, Kürbis, Pastinaken, Grünkohl, Möhren, Rettich, Pilze, Porree/Lauch, Rosenkohl, Rote Bete, Rübchen, Sauerkraut, Sellerieknollen, Schwarzwurzeln, Steckrüben, Topinambur, Wirsing, China-, Weiß-, Spitz- und Rotkohl, Feldsalat, Zwiebeln

Heimisches Obst: Äpfel, Walnüsse, Haselnüsse, Esskastanien

Importobst: Ananas, Apfelsinen, Avocados, Bananen, Grapefruit, Kiwis, Clementinen, Zitronen, Papayas

Frisch im Februar

Gemüse: Bleichsellerie, Staudensellerie, Champignons, Chicorée, Chinakohl, Kartoffeln, Grünkohl, Möhren, Porree/Lauch, Rosenkohl, Rote Bete, Sellerieknollen, Steckrüben, Weiß-, Spitz- und Rotkohl, Feldsalat, Zwiebeln

Heimisches Obst: Äpfel

Importobst: Ananas, Apfelsinen, Avocados, Bananen, Grapefruits, Kiwis, Zitronen, Clementinen, Papayas

Frisch im März

Gemüse: Bleichsellerie, Staudensellerie, Blumenkohl, Champignons, Chicorée, Chinakohl, Kartoffeln, Radieschen, Möhren, Porree/Lauch, Rote Bete, Sellerieknollen, Spinat, Rotkohl, Zwiebeln

Heimisches Obst: Äpfel

Importobst: Ananas, Apfelsinen, Avocados, Bananen, Grapefruits, Kiwi, Zitronen, Papayas

Frisch im April

Gemüse: Blumenkohl, Champignons, Spargel, Chicorée, Kartoffeln, Radieschen, Möhren, Spinat, Tomaten, Kopfsalat, Zuckerschoten, Zwiebeln

Heimisches Obst: Äpfel, Rhabarber

Importobst: Ananas, Apfelsinen, Avocados, Bananen, Grapefruits, Kiwis, Zitronen

Frisch im Mai

Gemüse: Artischocken, Auberginen, Busch- und Stangenbohnen, Zwiebeln, Blumenkohl, Bataviasalat, Champignons, Eichblatt-, Eisberg- und Endiviensalat, grüne Erbsen, Frühlingszwiebeln, Kartoffeln, Kopfsalat, Lollo Rosso, Löwenzahn, Mairübchen, Mangold, Möhren, Radieschen, Rettich, Sauerampfer, Spinat, Spargel, Tomaten, Weiß- und Spitzkohl, Wirsing, Zwiebeln, Blumenkohl, Zuckerschoten

Heimisches Obst: Erdbeeren, Rhabarber

Importobst: Bananen, Kiwis, Zitronen

Frisch im Juni

Gemüse: Artischocken, Auberginen, Basilikum, Busch- und Stangenbohnen, Blumenkohl, Brokkoli, Dicke Bohnen, Kartoffeln, Radieschen, Möhren, Spinat, Champignons, grüne Erbsen, Kohlrabi, Mangold, Paprika, Rettich, Salatgurken, Bataviasalat, Eichblattsalat, Lollo Rosso und Bionda, Spargel, Tomaten, Eisberg-, Kopf- und Endiviensalat, Rettich, Wirsing, Löwenzahn, Weiß- und Spitzkohl, Zwiebeln

Heimisches Obst: Heidelbeeren, Erdbeeren, Rhabarber, Aprikosen, Himbeeren, Johannisbeeren, Kirschen (süß), Pfirsiche, Nektarinen, Wasser- und Zuckermelonen, Stachelbeeren

Importobst: Bananen, Kiwis, Zitronen

Frisch im Juli

Gemüse: Auberginen, Basilikum, Busch- und Stangenbohnen, Blumenkohl, Brokkoli, Dicke Bohnen, Kartoffeln, Radieschen, Möhren, Einlegegurken, Champignons, grüne Erbsen, Kohlrabi, Mangold, Paprika, Rettich, Salatgurken, Bataviasalat, Eichblattsalat, Fenchel, Porree/Lauch, Tomaten, Eisberg-, Kopf- und Endiviensalat, Löwenzahn, Zwiebeln

Heimisches Obst: Erdbeeren, Brombeeren, Aprikosen, Himbeeren, Heidelbeeren, Johannisbeeren, Kirschen (süß und sauer), Pfirsiche, Wasser- und Zuckermelonen, Stachelbeeren, Mirabellen, Nektarinen, Pflaumen, Weintrauben, Preiselbeeren

Importobst: Bananen, Feigen, Kiwis, Zitronen

Frisch im August

Gemüse: Auberginen, Busch- und Stangenbohnen, Blumen- und Chinakohl, Brokkoli, Brunnenkresse, Dicke Bohnen, Kartoffeln, Radieschen, Möhren, Einlegegurken, Pilze (Champignons, Pfifferlinge), grüne Erbsen, Kohlrabi, Kürbis, Mangold, Mais, Paprika, Porree/Lauch, Pastinaken, Rettich, Rotkohl, Rauke, Rucola, Fenchel, Tomaten, Eisberg-, Kopf- und Endiviensalat, Petersilie, Löwenzahn, Zucchini, Zwiebeln, Salatgurke

Heimisches Obst: Äpfel, Brombeeren, Aprikosen, Himbeeren, Heidelbeeren, Johannisbeeren, Preiselbeeren, Kirschen (süß und sauer), Pfirsiche, Wasser- oder Zuckermelonen, Stachelbeeren, Mirabellen, Pflaumen, Weintrauben, Nektarinen, Zwetschgen, Birnen

Importobst: Bananen, Kiwis, Zitronen, Melonen

Frisch im September

Gemüse: Auberginen, Busch- und Stangenbohnen, Blumen- und Chinakohl, Brokkoli, Pastinaken, Kartoffeln, Radieschen, Erbsen, Möhren, Einlegegurken, Champignons, Meerrettich, Kohlrabi, Kürbis, Mangold, Rote Bete, Rotkohl, Paprika, Tomaten, Wirsing, Weiß- und Spitzkohl, Zuckermais, Zwiebeln, Sellerieknollen, Topinambur, Rettich, Zucchini, Spinat, Salatgurken, Fenchel, Porree/Lauch, Eisberg-, Kopf- und Endiviensalat, Batavia- und Eichblattsalat

Heimisches Obst: Äpfel, Brombeeren, Quitten, Himbeeren, Holunderbeeren, Kirschen (sauer), Pfirsiche, Wasser- und Zuckermelonen, Nektarinen, Walnüsse, Haselnüsse, Pflaumen, Weintrauben, Mirabellen, Esskastanien, Zwetschgen, Birnen, Preiselbeeren

Importobst: Bananen, Kiwis, Zitronen, Ananas

Frisch im Oktober

Gemüse: Chicorée, Champignons, Busch- und Stangenbohnen, Blumen-, Rosen- und Chinakohl, Brokkoli, Eichblatt- und Feldsalat, Fenchel, Kartoffeln, Radieschen, Möhren, Einlegegurken, Salatgurke, Meerrettich, Kohlrabi, Kürbis, Rote Bete, Rettich, Sellerieknollen, Topinambur, Spinat, Steckrüben, Schwarzwurzeln, Porree/Lauch, Wirsing, Tomaten, Eisberg-, Kopf- und Endiviensalat, Weiß-, Spitz- und Rotkohl, Zuckermais, Zucchini, Zwiebeln, Paprika, Pastinaken

Heimisches Obst: Äpfel, Weintrauben, Quitten, Preiselbeeren, Holunderbeeren, Birnen, Pfirsiche, Esskastanien, Wasser- und Zuckermelonen, Walnüsse, Haselnüsse, Pflaumen, Nektarinen

Importobst: Bananen, Kiwis, Zitronen, Ananas, Apfelsinen, Avocados, Papayas, Grapefruits

Frisch im November

Gemüse: Chicorée, Blumen-, Rosen-, Grün-, Rot-, Weiß-, Spitz- und Chinakohl, Kürbis, Zucchini, Pastinaken, Kartoffeln,

Radieschen, Möhren, Pilze (z. B. Champignons), Meerrettich, schwarzer Rettich, Rote Bete, Paprika, Sellerie, Topinambur, Schwarzwurzeln, Eichblatt, Feld- und Endiviensalat, Fenchel, Porree/Lauch, Wirsing, Steckrüben, Weiß-, Spitz- und Rotkohl, Zwiebeln

Heimisches Obst: Äpfel, Weintrauben, Quitten, Esskastanien, Walnüsse, Haselnüsse, Birnen, Papayas, Avocados, Kakis, Mandarinen, Quitten

Importobst: Bananen, Kiwis, Zitronen, Ananas, Apfelsinen, Clementinen, Grapefruits

Frisch im Dezember

Gemüse: Chicorée, Grün-, Rosen-, Rot-, Weiß-, Spitz- und Chinakohl, Kartoffeln, Möhren, Champignons, Kürbis, Rote Bete, Sellerieknollen, Schwarzwurzeln, Feldsalat, Porree/Lauch, Wirsing, Steckrüben, Zwiebeln

Heimisches Obst: Äpfel, Esskastanien, Walnüsse, Haselnüsse, Birnen

Importobst: Bananen, Kiwis, Zitronen, Ananas, Apfelsinen, Avocados, Clementinen, Grapefruits, Papayas

DIE BESTEN SUPERFOODS FÜR DETOX UND METABOLIC

Superfoods sind äußerst nährstoffreiche Nahrungsmittel, vollgepackt mit Vitaminen, Mineralien, Spurenelementen, Ballaststoffen und Antioxidantien. Sie enthalten genau das, was Sie benötigen: viele Powernährstoffe, wenige Kalorien. Superfoods haben eine hohe Nährstoffdichte und machen dem Stoffwechsel ordentlich Dampf. Setzen Sie sie auch nach der Metabolic-Detox-Kur ein. Hier finden Sie eine Übersicht über Superfoods und ihre Wirkweise.

Algen weisen einen hohen Anteil an Mineralstoffen, Vitaminen von A bis E und Spurenelementen wie Jod und Selen auf. Diese sind für die Produktion der Schilddrüsenhormone wichtig, die wiederum für die Wärme- und Gewichtsregulation zuständig sind. Damit sorgen Algen für einen aktiven Stoffwechsel. Sie helfen Vegetariern und Veganern bei der Vitamin-B12- und Jodversorgung. Ihr Chlorophyllreichtum sorgt überdies für eine Toxinausleitung.

Amarant ist ein glutenfreies Pseudogetreide, das sich durch einen hohen Anteil an hochwertigen Proteinen, Mineralien (insbesondere Kalzium, Magnesium und Eisen), Vitaminen und Ballaststoffen auszeichnet. Die Stärke des Amarants ist leicht verdaulich und wird schnell verstoffwechselt. Er ist gut bei viel Sport geeignet, da er den Körper nicht übermäßig belastet. Die gelieferte Energie steht dem Körper schnell zur Verfügung, und ihre Wirkung hält lange an.

Ananas Ein Enzym in der Ananas (Bromelain) verhindert angeblich die Fettverwertung im Körper, so dass man nach Lust und Laune fettreich essen kann und trotzdem nicht zunimmt. Das ist ein Mythos! Unbestritten ist zwar, dass dieses Enzym in der Ananas existiert, aber eine gewichtsreduzierende Wirkung ist nicht nachgewiesen. Bromelain wirkt aber gegen Entzündungen und verbessert die Fließfähigkeit des Blutes. Außerdem ist die Ananas äußerst ballast- und mineralstoffreich.

Auberginen sind sehr energiearm und eignen sich daher sehr gut für eine fettreduzierte Ernährung. Sie können außerdem die Verdauung fördern und krebshemmende Effekte erzielen.

Avocados sorgen mit jeder Menge ungesättigter Fettsäuren, Kalium (so hoher Anteil wie in einer Banane) und Ballaststoffen für ein gesundes Herz. Dieses Obst macht lange satt und aktiviert den Stoffwechsel durch seine Nährstoffvielfalt.

Beeren: Heidelbeeren, Erdbeeren, Himbeeren, Maquibeere, Camu-Camu, Maulbeere Beeren sind gut für die schlanke Linie, denn die darin enthaltenen Antioxidantien kümmern sich gemeinsam mit Vitamin C um die Fettverbrennung und eine strahlende Haut.

Brennnessel Brennnesseltee kann bei regelmäßiger Anwendung die Gewichtsabnahme unterstützen. Er enthält wichtige gesundheitsfördernde Wirkstoffe wie Kieselsäure, Eisen, Folsäure, Kalium, Phosphor, Vitamin C, Magnesium, Provitamin A und Chlorophyll. Ihm wird eine entschlackende und heilende Wirkung zugeschrieben, denn die Wirkstoffe reinigen das Blut und wirken harntreibend. Achtung: Brennnessel wirkt sich nur auf den Wasserhaushalt, nicht auf den Fetthaushalt aus!

Brokkoli ist besonders kalorienarm und milder als andere Kohlsorten. Er ist reich an den Nährstoffen Kalzium, Eisen und Magnesium. Außerdem ist er ballaststoffreich. Brokkoli unterstützt die Immunabwehr durch den hohen Gehalt an Vitamin C, Beta-Carotin und Zink.

Buchweizen ist ein Pseudogetreide, das frei von Gluten und Lektinen ist. Er liefert alle acht essenziellen Aminosäuren sowie Ballaststoffe und Lezithin, die bei der Regulierung des Cholesterinspiegels helfen. Außerdem kann Buchweizen den Blutzuckerspiegel regulieren.

Bulgur ist sehr nährstoffreich. Er enthält unter anderem verschiedene B-Vitamine und Vitamin E sowie die Mineralstoffe Kalzium, Magnesium und Phosphor. Er macht lange satt, was auf den hohen Ballaststoffgehalt zurückzuführen ist.

Canihuasamen sind glutenfrei, ballaststoffreich und stecken voll von leicht zu verdauendem Eiweiß, Eisen und Zink, das unabdingbar für das Immunsystem und den Sauerstofftransport im Körper ist.

Cayennepfeffer Cayennepfeffer besitzt eine gefäßerweiternde, durchblutungsfördernde Eigenschaft und verbessert die Fließeigenschaften des Blutes.

Chiasamen sind reich an Omega-3-Fettsäuren, Kalzium, Eisen und Magnesium und wirken daher gut auf das Herz.

Chili enthält Capsaicin. Dieser Scharfmacher wirkt appetitzügelnd, antioxidativ, immunstärkend, entzündungs- und schmerzlindernd. Chili hat außerdem eine verdauungsanregende Wirkung.

Chufas-Nüssli (Erdmandelflocken) sind fein geriebene Erdmandeln (auch als Tigernuss bekannt). Sie ähneln geschmacklich Nüssen und Mandeln. Diese Getreideflocken enthalten viel pflanzliches, leicht verdauliches Protein, mehrfach ungesättigte Fettsäuren, viel Stärke und damit Ballaststoffe sowie Vitamin E. Wegen des hohen Ballaststoffanteils werden sie vor allem auch als Verdauungsanreger und Sättiger geschätzt.

Curry ist sehr magenbekömmlich. Außerdem soll die im Curry enthaltene Kurkuma vor Alzheimer schützen und gegen Entzündungen helfen, Magen-Darm-Beschwerden lindern und sogar Krebs vorbeugen.

Dill enthält ätherische Öle, die verdauungsfördernd, krampflösend und beruhigend wirken. Daher ist Dill besonders geeignet bei Verdauungsproblemen, Magenverstimmungen oder Blähungen.

Feldsalat ist reich an Eisen, und das darin enthaltene Vitamin C beeinflusst die Aufnahme von Eisen im Körper positiv.

Grapefruits haben einen hohen Vitamin-C-, aber nur einen geringen Kaloriengehalt. Daneben enthalten sie auch die Vitamine A, B1, B2 und B6 sowie die Mineralstoffe Kalium, Kalzium und Magnesium. Die Bitterstoffe der Grapefruit regen die Verdauung an, indem sie die Produktion des Magensafts ankurbeln. Der Bitterstoff Naringin baut zudem Cholesterin ab und verbessert die Insulinempfindlichkeit. Das kann sich positiv auf den Blutzuckerspiegel auswirken.

Granatäpfel besitzen eine antioxidative Wirkung und senken die Zuckeraufnahme im Darm. So verhindern sie eine „Überzuckerung".

Grüner Tee liegt im basischen Bereich und wirkt einer Übersäuerung entgegen. In Asien wird er besonders wegen seiner entgiftenden Wirkung geschätzt.

Grünkohl Die schwefelhaltigen Verbindungen sind hier das Besondere: Sie leiten DNA-schädigende und krebsverursachende Substanzen aus dem Körper.

Haselnüsse enthalten viel Vitamin E und Gerbstoffe, die die Haut- und Darmfunktion anregen.

Hafervollkornflocken haben eine regulierende und beruhigende Wirkung auf den Magen-Darm-Trakt. Die Ballaststoffe nehmen im Magen-Darm-Trakt Schadstoffe, überschüssige Gallensäure und schädliche Bakterien auf und sorgen für deren Ausscheidung. Hafer kann außerdem auf natürliche Weise zur Normalisierung und Senkung des Cholesterinspiegels im Blut beitragen.

Hanf Die Gamma-Linolensäure (GLA) in Hanf aktiviert zudem das Stoffwechselgeschehen ganz erheblich. Die Fettsäure sorgt dafür, dass eingelagertes Fett effektiver für die Energiegewinnung eingesetzt und folglich schneller abgebaut wird. GLA ist ferner am ordnungsgemäßen Funktionieren der Natrium-Kalium-Pumpe beteiligt, eines zellulären Energieversorgungssystems, das die Zellen mit Nährstoffen versorgt und gleichzeitig giftige Abfallprodukte aus der Zelle entfernt.

Hirseflocken sind sehr reich an Vitaminen (B1, B2 und E) und Mineralien (Magnesium, Kalzium, Eisen, Zink und Kupfer).

Ingwer Ingwer hilft bei Übelkeit, verbessert die Vitalität und stärkt die Immunabwehr.

Joghurt ist ein Sauermilchprodukt und leicht verdaulich. Die Verdauungssäfte können gut ansetzen und die wertvollen Eiweißbausteine und das Milchfett für den Körper verwertbar machen. Neben dem hochwertigen Eiweiß ist der hohe Kalziumgehalt positiv hervorzuheben. Unter den Milchprodukten gehört Joghurt zu den bedeutendsten Kalziumquellen unserer Nahrung. Inhaltstoffe wie Milchzucker, Vitamin D, Milchsäure und Proteine fördern die Kalziumaufnahme.

Kardamom Dem Kardamom wird eine wohltuende Wirkung auf den Magen-Darm-Trakt nachgesagt. Er wirkt verdauungsfördernd und hilft bei Blähungen.

Kirschen sind reich an Melatonin, einem Hormon, das den Schlaf-Wach-Rhythmus reguliert, und an Mineralstoffen und Folsäure, die für Zellteilung und Blutbildung wichtig ist.

Knoblauch ist nicht nur gut für das Herz, er ist auch für die schlanke Linie aktiv. Die schwefelhaltigen Inhaltsstoffe unterstützen bei der Senkung des „bösen" LDL-Cholesterinspiegels und erhöhen den „guten" HDL-Cholesterinspiegel. Studien haben auch ergeben, dass Knoblauch den Blutzucker- und Insulinspiegel senken kann.

Kokosblütenzucker ist ein Favorit unter den niedrigglykämischen Süßungsmitteln, hilft also, Heißhungerattacken zu verhindern. Er schmeckt nicht nach Kokos, sondern hat einen kräftigen, karamelligen Geschmack.

Kokosmilch ist zwar recht fettreich, dafür liefert sie viele der seltenen mittelkettigen Fettsäuren („Medium Chain Triglycerides“, kurz MCT). MCTs haben die besondere Eigenschaft, dass sie im Körper schneller zu Energie verbrannt und nur selten ins Fettgewebe eingelagert werden. Eine der MCTs, die Laurinsäure, wirkt außerdem noch antibakteriell.

Koriander wirkt verdauungsfördernd, krampflösend und antibakteriell.

Kräuter: Minze, Petersilie, Basilikum, Dill etc. Kräuter bereichern eine Mahlzeit durch einen Frischekick. Frisch gezupft aus dem Garten oder von der Fensterbank liefern sie jede Menge Vitamine, Mineralstoffe und Spurenelemente.

Kresse Kresse ist reich an den Vitaminen C, B1 und B6. Außerdem enthält sie Eisen, Jod, Magnesium und Kalzium. Die in der Kresse enthaltenen Senföle stärken die Blase und regen den Harndrang an. Kresse ist kalorienarm und wirkt stoffwechselanregend.

Löwenzahnblätter tragen zum Schutz und zur Entgiftung der Leber bei. Der Löwenzahn hat als Nahrungs- und Heilpflanze eine lange Tradition und ist viel wertvoller, als es sein schlechter Ruf als Unkraut vermuten lässt, denn er enthält Kalzium, Eisen, Carotinoide und Vitamin K.

Leinsamen dienen als Ei-Ersatz mit vielen Omega-3-Fettsäuren für das Herz und senken den Cholesterinspiegel. Jede Menge Ballaststoffe machen lange satt.

Limette siehe Zitrone

Mangos stärken nicht nur das Immunsystem, sondern unterstützen auch eine gesunde Darmflora, weil sie leicht verdaulich und säurearm sind.

Meerrettich liefert Vitamin C. Die enthaltene Schärfe macht das Essen bekömmlicher, denn der Meerrettich regt den Magen und die Galle an. Außerdem wirkt er gegen Bakterien und Viren. Für Geschmack und Wirkung verantwortlich sind die Senföle.

Molke enthält wertvolle Inhaltsstoffe wie Kalzium und Magnesium bei geringem Energiegehalt.

Muskatnuss wirkt verdauungsfördernd, krampflösend und antimikrobiell (daher enthalten Erkältungsbalsame und verdauungsfördernde Mittel auch ätherisches Öl aus der Muskatnuss). Sie wirkt stärkend auf die Verdauung und kann Magenkrämpfen und Blähungen entgegenwirken.

Papayas lindern Magen-Darm-Beschwerden wie Blähungen, Magenverstimmung und Verstopfung. Das nährstoffgeladene Fruchtfleisch enthält Papain, ein proteinspaltendes Enzym, das die Verdauung fördert. Neben dem Papain enthält die Papaya hohe Anteile an den Vitaminen A, C, E und Beta-Carotin. Darüber hinaus ist sie eine gute Quelle für Magnesium, Kalium und eine Reihe von B-Vitaminen wie Folsäure und Pantothensäure.

Petersilie regt den gesamten Verdauungstrakt an und wirkt harntreibend. Neben einem sehr hohen Gehalt an Vitamin C sind auch die Vitamine A, E und Beta-Carotin enthalten.

Physalis zeichnen sich durch einen hohen Gehalt an B-Vitaminen, Antioxidantien und Ballaststoffen aus, die Einfluss auf das Nerven- und Immunsystem und die Nebennieren und damit auf den Stoffwechsel haben. Sie steigern die Energie und helfen bei der Gewichtsreduktion.

Pistazien sind reich an Folsäure und enthalten besonders viel Vitamin E, das freien Radikalen entgegenwirkt. Sie stärken das Immunsystem, und das enthaltene Kalium kann zur Regulierung des Blutdrucks beitragen. Zudem sind sie reich an mehrfach ungesättigten Fettsäuren, die das Risiko von Herzerkrankungen und den Cholesterinspiegel senken.

Radieschen enthalten neben Mineralstoffen wie Kalium, Kalzium und Eisen und den Vitaminen A, B1, B2 und C auch Senföl. Es macht den scharfen Geschmack aus und wirkt antibakteriell und kann so Magen-Darm-Beschwerden entgegenwirken.

Roggenvollkornbrot ist vor allem durch ihre üppige Menge an Ballaststoffen die Brotsorte, die am nachhaltigsten sättigt. Seine deftige Beschaffenheit zwingt zum gründlichen Kauen und trainiert das Zahnfleisch. Außerdem liefert es reichlich B-Vitamine und Mineralstoffe.

Rooibostee enthält Eisen, Kupfer, Natrium und Kalium und ist frei von Koffein. Er wirkt im Stoffwechsel neutralisierend.

Rosinen sind reich an Vitaminen und Fruchtzucker. Ihr Verzehr regt die Nierentätigkeit an, die Darmtätigkeit wird gefördert. Rosinen wirken wasserentziehend auf den Körper, so werden Giftstoffe aus dem Körper ausgeschieden und der Stoffwechsel beschleunigt.

Rote Linsen Linsen gehören zur Familie der Hülsenfrüchte und haben einen hohen Eiweiß-, Kohlenhydrat- und Zinkanteil. Durch die Zugabe von etwas Essig wird ihre Verdaulichkeit begünstigt.

Salat wie der Romanasalat sind kalorienarm und machen trotzdem satt. Sie versorgen uns mit wertvollen sekundären Pflanzenstoffen wie Karotinoiden, Flavonoiden, Phytosterinen oder Polyphenolen, die Herz-Kreislauf-Erkrankungen vorbeugen.

Schnittlauch wirkt anregend auf den Appetit und die Verdauung. Außerdem verhindert er Wasseransammlungen im Gewebe und die Bildung von Harnsäure. Er wirkt schleimlösend und stärkt Verdauungssystem und Kreislauf.

Senf enthält Senföle, die die Verdauung günstig beeinflussen und fette Speisen bekömmlicher machen.

Sesam ist reich an Kupfer, Magnesium, Eisen und Zink, also Nährstoffen für einen aktiven Stoffwechsel.

Soja: Tofu, Sojajoghurt, Sojamilch Sojabohnen punkten am meisten durch ihren hohen Gehalt an Eiweiß: Als einziges Gemüse enthalten sie mehr Protein als Kohlenhydrate. Sie sind ein Power-Pack, denn Sojaprotein liefert sämtliche acht essenziellen Aminosäuren in genau der Zusammensetzung, die unser Körper braucht. Die ideale Kombination von viel Eiweiß, wenig Fett und wenig Kalorien, die lange satt macht.

Spargel Spargel ist reich an Vitaminen, seine Ballaststoffe haben einen positiven Effekt auf die Darmtätigkeit. Die sekundären Pflanzenstoffe des Spargels, z. B. Glykoside, Flavone und Saponine, sind hervorragend zum Entgiften geeignet. Die im Spargel enthaltene Aminosäure Asparagin wirkt harntreibend.

Spinat ist sehr kalorienarm, aber reich an Vitaminen wie Vitamin C und Beta-Carotin sowie Mineralstoffen wie Eisen und Magnesium. Das Eisen im Spinat kann in Kombination mit Orangensaft besser verwertet werden.

Staudensellerie fördert dank eines hohen Kaliumgehalts die Entwässerung. Er wirkt allgemein kreislauf- und stoffwechselanregend und belebend und fördert die Magensäurebildung.

Thunfisch enthält sehr viel Jod und Vitamin B12. Außerdem besitzt Thunfisch einen hohen Fettgehalt und ist besonders reich an wichtigen Omega-3-Fettsäuren.

Vanille hilft, die Lust auf Süßes zu bremsen.

Walnüsse Die Walnuss gilt als die Königin der Nüsse. Walnüsse helfen beim Abnehmen, weil sie den Appetit zügeln und satt machen. Sie sind reich an entzündungshemmenden Omega-3-Fettsäuren, Magnesium, Kalium und Vitamin A.

Weintrauben Besonders die Kerne von Weintrauben enthalten den Radikalfänger Pycnogenol, ein starkes Antioxidans.

Zistrose (Cistuspflanze) stärkt das Immunsystem, hält Viren, Bakterien und Pilze in Schach, hilft bei Entzündungen im Mund und Rachenraum, beugt Herz- und Kreislauferkrankungen vor, scheidet Schwermetalle aus, saniert Magen und Darm, verbessert die Knochendichte, heilt Haut und Schleimhaut, lindert Juckreiz, Neurodermitis und verhindert vorzeitige Hautalterung. Sie gilt als dreimal so gesund wie Grüntee und Holunderbeersaft und besitzt starke antioxidative Kraft. Die Wirkstoffmenge, die in einer Tasse Tee enthalten ist, hat einen ähnlichen antioxidativen Effekt wie 100 mg Vitamin C.

Zitronen/Limetten Zitronen und Limetten fördern die Tätigkeit des Stoffwechsels und der Verdauung und wirken durchblutungsfördernd. Darüber hinaus können sie bei Sodbrennen helfen. Sie enthalten viel Vitamin C für das Bindegewebe.

Zwiebeln und Knoblauch enthalten den Wirkstoff Glukokinin, der den Zuckerstoffwechsel fördert und so den Blutzuckerspiegel senkt. Die schwefelhaltigen Zwiebelwirkstoffe beeinflussen in der Leber direkt die Cholesterinbildung. Sie hemmen die Bildung des „schlechten" LDL und fördern das „gute" HDL.

REZEPTÜBERSICHT

Detox-Rezepte

Frühstück

Mittagessen

Abendessen

Metabolic-Rezepte

Frühstück

Mittagessen

Abendessen

Brote

Snacks für Detox und Metabolic

Kleine Gerichte

Drinks und Smoothies

Slow Carb mit Genuss!

Alexandra Hirschfelder
Sabine Offenborn

Lecker ohne ...
Zucker

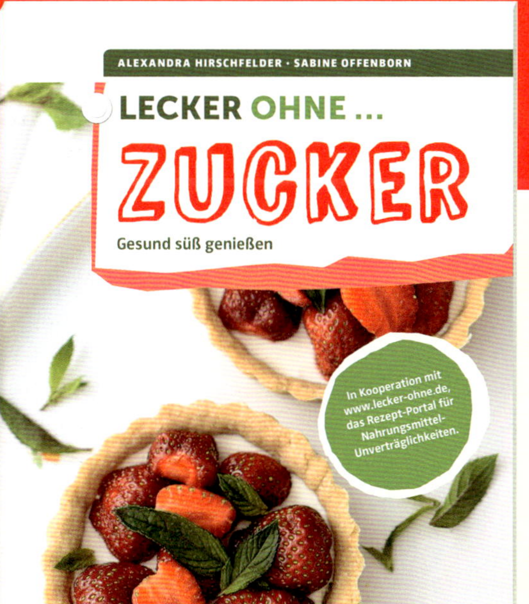

- Zuckerentschärfte Lieblingsrezepte ohne Verzicht auf Süßigkeiten
- Neue, frische Rezepte mit Foto: Leckereien, die garantiert gelingen
- Alle Rezepte vom lecker-ohne.de Team geprüft
- Alle Nährwertangaben pro Portion angegeben

144 Seiten, 15,5 x 21,0 cm, Softcover
ISBN 978-3-89993-884-5
€ 19,99 [D] / € 20,60 [A]

Dieser Ratgeber ist auch als eBook erhältlich.

Stand November 2018. Änderungen vorbehalten.

Weitere Bücher zu Gesundheitsthemen:
www.humboldt.de

humboldt

Bibliografische Information der Deutschen Nationalbibliothek
Die Deutsche Nationalbibliothek verzeichnet diese Publikation in der deutschen Nationalbibliografie; detaillierte bibliografische Daten sind im Internet über http://dnb.ddb.de/ abrufbar.

ISBN 978-3-86910-073-9 (Print)
ISBN 978-3-86910-074-6 (PDF)
ISBN 978-3-86910-075-3 (EPUB)

Entwickelt wurde dieses Programm von Diplom Oecotrophologin Katrin Kleinesper, www.katrinkleinesper.de

Fotos:
Umschlagmotiv: Getty Images/David Crockett; shutterstock/Libellule; Svetlana Klementyeva
stock.adobe.com: VICUSCHKA: 4/5; xiquence: 39; LIGHTFIELD STUDIOS: 40/41; Natasha Breen: 62/63; 365mm/Stocksy: 69; Yevgeniya Shal: 72; fortyforks: 76/77; istetiana: 81; Impact Photography: 83; lecic: 85; Viktorija: 86; 107; Eskymaks: 89; tenkende: 94; tyosya: 97; samael334: 98; raphotography: 99; scerpica: 101; irinagrigorii: 102; Vladislav Nosik: 103; irina: 104; nblxer: 105; Ruslan Mitin: 106; StefanieB.: 108; petrrgoskov: 109; Family Business: 112; Brebca: 118; A_Lein: 120; Markus Mainka: 124; Kitty: 136; Boyarkina Marina: 137; Boyarkina Marina: 138

Eine Marke der Schlüterschen Verlagsgesellschaft mbH & Co. KG
Hans-Böckler-Allee 7, 30173 Hannover
www.schluetersche.de
www.humboldt.de

Lektorat: Linda Strehl, wort & tat, München
Layout und Satz: Die Feder, Konzeption vor dem Druck GmbH, Wetzlar
Covergestaltung: semper smile Werbeagentur GmbH, München
Druck und Bindung: Gutenberg Beuys Feindruckerei GmbH, Langenhagen